Marianne E. Meyer

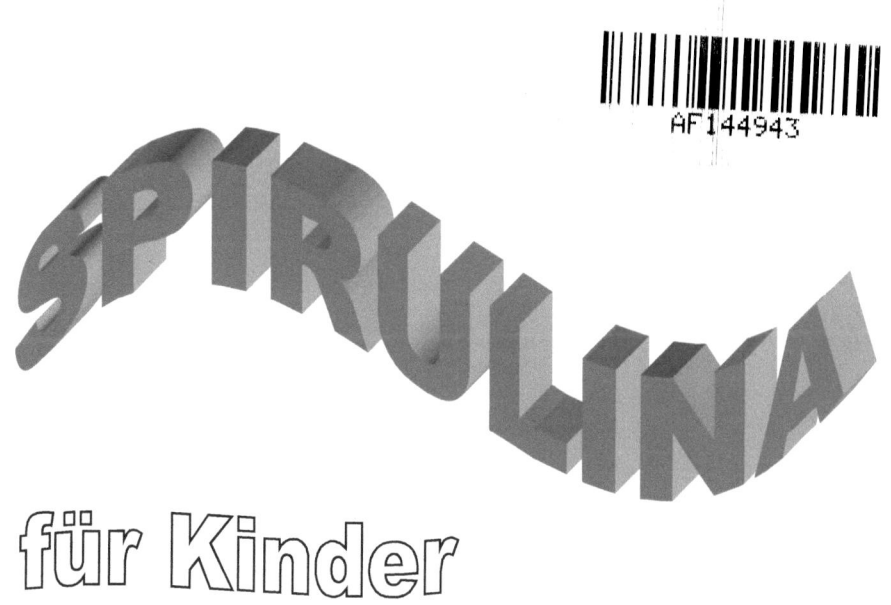

SPIRULINA

für Kinder

Nahrungs- und Heilmittel
für den
gewissen Vorsprung im Leben

Die in diesem Buch vorgestellten Informationen wurden sorgfältig recherchiert und nach bestem Wissen und Gewissen weitergegeben. Dennoch übernehmen Autorin und Verlag keinerlei Haftung für Schäden irgendeiner Art, die direkt oder indirekt aus der Anwendung oder Verwendung der Angaben in diesem Werk entstehen. Die Informationen sind für Interessierte und zum Weitersagen gedacht.

drmarianneemeyer @ gmail.com
www.marianne-e-meyer.com

Umschlaggestaltung,
Satz & Layout: M. Meyer

Bildnachweis
Titelfoto: S. Würtz, Rücks: Cyanotech, R. Mellerovic
Alle unmarkierten Fotos: M. Meyer, Innenteil:
R. Taylor S. 2 , Sanatur S. 7, 18, 49, M. Emoto
16,17, Cyanotech S. 22-24, 44, J. Görke S. 47,
S. Würtz 54, L. Holschuh 58, C-P. Meyer 60

Herstellung und Verlag:
BoD - Books on Demand, Norderstedt
ISBN 978-3-7347-8787-3

Einige weitere Bücher von M. E. Meyer:

Zugvögel auf Rädern II - 2015
Fit und froh in Marokko
Spirulina, Überlebensnahrung für
ein neues Zeitalter
So verbindet Wasser unsere Welten
Psyllium - So bekommen Sie Ihr Fett weg
Wunderwesen Wasser: Clusterwasser
stoppt Allergie, Alzheimer, Krebs...
Doris Day and my Search for Relatives

Meyer, Apardado 320
P-8801 Tavira

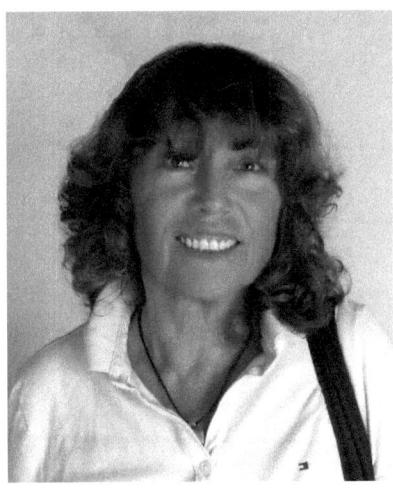

Marianne Meyer war als Kind oft krank, verbunden mit vielen Medikamenten und Operationen. Im Alter von 10 Jahren entwickelte sich ein Grauer Star an beiden Augen.

Heute weiß sie: Hätte sie damals Spirulina gehabt, wäre ihr viel Leid erspart geblieben. Sie richtet bereits seit ihrer Jugend den Fokus auf Lebenshilfe und Heilen.

Einst Arzthelferin, studierte M. Meyer als nächstes Pädagogik in Frankfurt und absolvierte ihre Praktika in einer Kindertagesstätte und einer Sonderschule. Sie besuchte ehrenamtlich krebskranke und spastisch gelähmte Kinder bei wöchentlichen Supervisionen. In Kalifornien arbeitete sie einige Jahre lang in der von Louise Hay gegründeten AIDS-Hilfegruppe in West-Hollywood und studierte Ernährungswissenschaft. Ihre Doktorarbeit über Immunabwehr und Spirulina veröffentlichte M. Meyer in ihrem Bestseller *Spirulina, das blaugrüne Wunder.* Sie lebte 10 Jahre lang in USA, dann wieder in Südhessen.

Gegenwärtig schreibt und arbeitet die Autorin zeitweise mit schwer erziehbaren Jugendlichen in Portugal und kümmert sich um wilde Katzen und Hunde. Pioniergeist und eine große Hingabe an das Wohl der Menschen und Tiere beflügeln sie.

INHALT **3**

I. WARUM BRAUCHST DU SPIRULINA?   **7**

II. *SPIRULINA PLATENSIS*   **18**

III. SPIRULINAS WERTVOLLEN INHALTSSTOFFE   **26**

Überlebensbaum

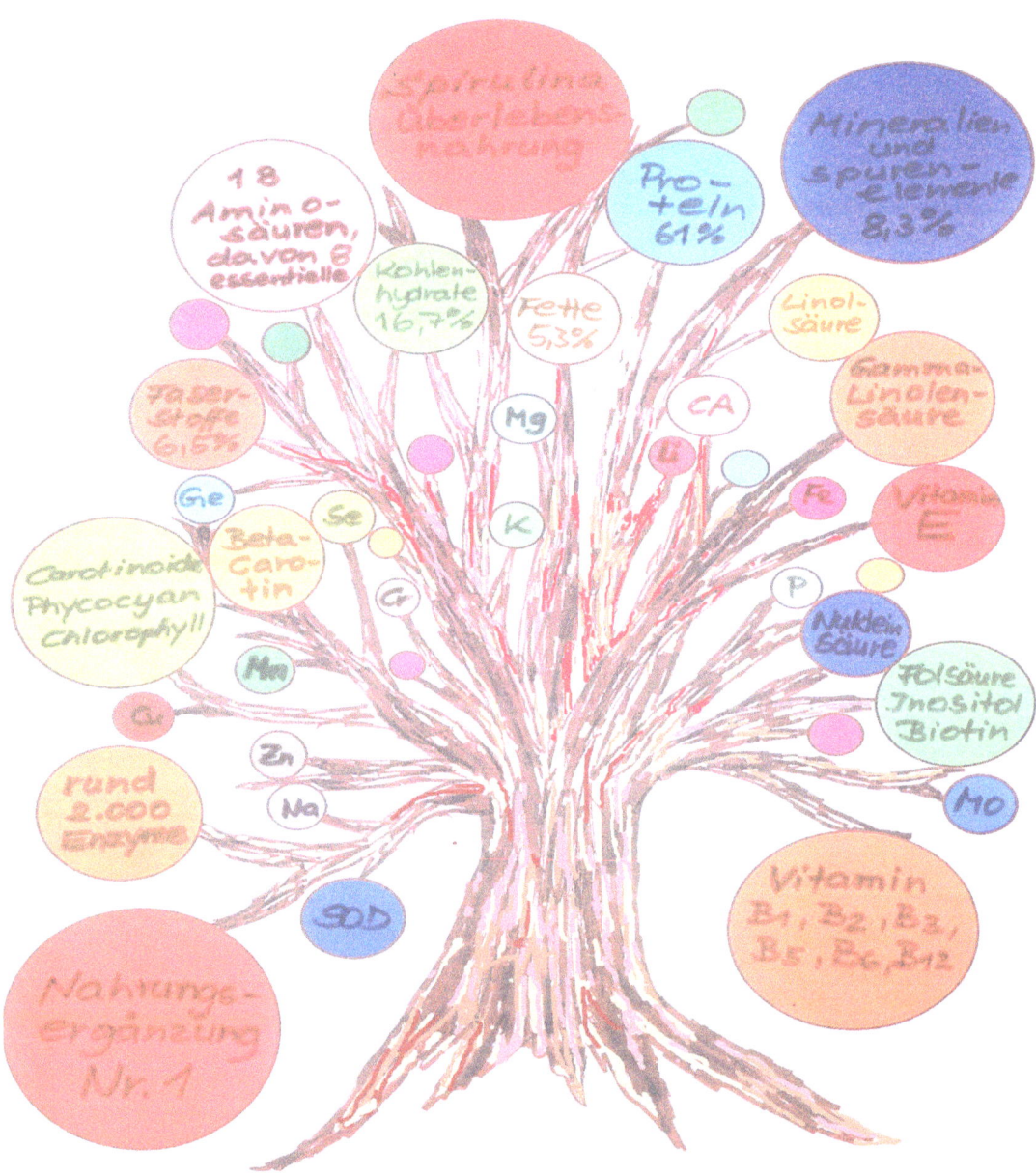

Wie kommst du zu diesem Buch?

Ganz bestimmt wünschen sich deine Eltern, dass du dich gesund ernährst. Könnte es sein, dass du mehr Chips, Gummibärchen, Hamburger oder Pizza verputzt als es ihnen recht ist? Oft kommen im Körper die Vitamine zu kurz. Vor allem dann, wenn du nur wenig Salat, Gemüse und Obst isst.

Das Buch hältst du aber nicht nur wegen deiner besorgten Mama in Händen, sondern weil ich es unbedingt schreiben wollte und ganz versessen auf Feedback bin. Ich freue mich, wenn meine Leser Erfolge mit Spirulina haben. Besonders glücklich wäre ich, wenn deine Mutter mir mailen würde, *meine kleine Naschkatze hat jetzt mehr Appetit auf Grünes und weniger auf Süßes.* Oder, *mein kleiner Zappelphilipp kann nun still sitzen und ist aufmerksamer in der Schule.* Oder, *mein Kind leidet kaum noch an Heuschnupfen und Neurodermitis; oder, seine Blutwerte sind besser denn je.*

Falls dir Fruchtgummis unverzichtbar sind, gönne dir besser die besonders fruchtig-süßen Gummibären mit Spirulina von Sanatur und verschaffe dir so einen Vorteil.

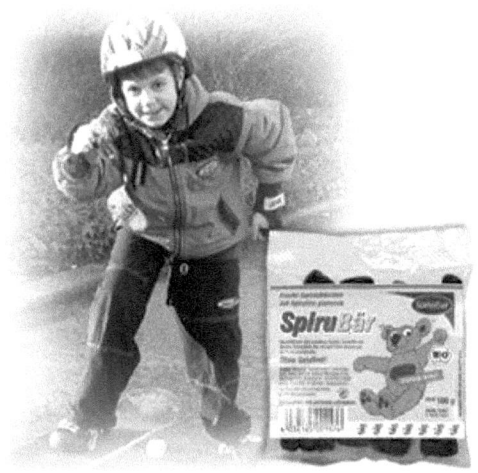

I. WIESO BRAUCHST DU SPIRULINA?

Wir essen heute weit weniger natürlich als unsere Groß- und Urgroßeltern. Auch bewegen wir uns kaum noch, da wir uns immer ausgefeiltere Verfahren ausdenken, um uns vor körperlicher Anstrengung zu drücken. Teppich klopfen, Boden schrubben, Wäsche rubbeln, alles heute kein Thema mehr. Und mit der so wichtigen frischen Luft ist es seit Facebook, FIFA, Halo, Guitar Hero & Co. auch nicht mehr weit her. Energie-Drinks haben das reine Wasser, das unsere Zellen zum Reinigen und Entgiften benötigen, abgelöst. Red Bull zum Frühstück, Cola zum Mittagessen…, von solchen Gewohnheiten will die Kampagne *Junge sollen statt Energy-Drinks Wasser trinken* abbringen.

http://www.20min.ch/schweiz/news/story/29119328

Hier kannst du sehen, ob du schon als Burger-Junkie durchgehst:

http://www.20min.ch/schweiz/news/story/Kleberattacke-auf-Burger-King-und-McDonald-s-31579154

Zentral für ein gesundes Leben sind Ruhe und Besinnlichkeit. Auch mit einer deinem Talent entsprechenden Tätigkeit oder einem Hobby strahlst du Harmonie und Seelenruhe aus. Sport hilft, unsere Lebenssäfte in Gang zu halten und das Fett der zu viel geschlemmten Leckereien zu verbrennen.

Großbritannien kämpft mit großem Geschütz und der Ampel gegen die Fettsucht. Bei uns verhindern Industrievertreter die Ampellösung. Dabei würden die Signalfarben Rot, Gelb und Grün für eine schnellere Orientierung sorgen. Man könne sie dem mündigen Bürger nicht zumuten, meint Herr Seehofer. Aber, dass er beim Einkaufen eine Lupe und Zeit mitbringen muss, hält er für zumutbar. Auch sind einige Millionen in Deutschland lebende Bürger der deutschen

Sprache gar nicht mächtig. 7,5 Millionen Erwachsene können überhaupt nicht lesen.

Während die deutschen Politiker vor der Unternehmerschaft gegen den Willen der Bürger kuschen, gelten in der UK seit dem 1.1.2008 verschärfte Bestimmungen für die Bewerbung *ungesunder* Lebensmittel unter Kindern und Jugendlichen. Die Stiftung zur Erforschung und Prävention von Herzkrankheiten will Kinder mit der Kampagne *Food 4 Thought* übers Internet erreichen, um ihnen zu vermitteln, welchen Effekt Junkfood auf Körper und Leistung hat. Hier kannst du deine Englischkenntnisse testen: www.bhf.org.uk/get-involved/campaigning/food4thought.aspx

Seit 15 Jahren empfehlen die *Deutsche Gesellschaft für Ernährung* und die *Deutsche Krebsgesellschaft,* anlehnend an ihre US-Kollegen, täglich 5 Portionen Obst und Gemüse. Sie senken das Krebsrisiko um bis zu 50%. Eine Portion ist dabei so viel, wie in deine Hände passt; z. B. ein Apfel oder eine Birne in einer Hand, ein Glas Obst-/Gemüsesaft oder Spirulina-Smoothy; Kirschen, Beeren, Brokkoli oder zerkleinertes Gemüse in einer zur Schale geformten Doppelhand.

Apropos Kampagnen: Die Milchindustrie will dir immer wieder weismachen, Milch tue dem Körper gut. Vor kurzem lehnte die EFSA (Europäische Behörde für Lebensmittelsicherheit) wieder einige für Joghurt beantragte *Health Claims* (Gesundheitsbehauptungen) ab. Auch Esther Lopez-Garcia und ihre Forscherkollegen von der Madrider Universität fanden bei einer dreieinhalb Jahre dauernden Untersuchung mit fast 4.500 Erwachsenen, dass der regelmäßige Verzehr von Joghurt die Gesundheit nicht verbessern kann, weder die körperliche noch die geistige (2015).

Natürlich ist besser als künstlich

Du fragst dich vielleicht, weshalb ich dir die Mikroalge empfehle. Es wird dir einfach besser gehen, wenn du sie täglich konsumierst. Wenn ich sie schon im Kindesalter gehabt hätte, wäre ich wohl gar nicht blind geworden, hätte mir die Operationen erspart und müsste mich jetzt nicht mit den Kontaktlinsen abmühen. Du hast die Möglichkeit, dem Grauen Star, verursacht u. a. durch Röntgenstrahlen, Umweltgifte, Antibiotika und Lebensmittelchemie, mit der Mikroalge vorzubeugen. Sie ist ein vollwertiges Lebensmittel mit einer beachtlichen Konzentration an Nährstoffen; herausragend sind der höchste Gehalt (60%) an gut verdaulichem Eiweiß, und eine hohe Konzentration an Vitaminen, Mineralien, Spurenelementen und unzähligen sekundären Pflanzenstoffen. Auf der letzten Seite findest du die genaue Zusammensetzung der Alge, wenngleich sie mit Sicherheit noch mehr Inhaltsstoffe enthält; nämlich solche, die wir heute noch gar nicht kennen. Durch diese Vitalstoffvielfalt wirkt Spirulina harmonisierend und balancierend, und wir benötigen generell keine Medikamente mehr. Denn der segensreiche Mikroorganismus hilft bei Kopf- und Gliederschmerzen, Nervosität, Schlaflosigkeit und Energiemangel. Seit ich damit regelmäßig meine Ernährung ergänze, habe ich kaum noch Erkältungen und grippale Infekte. Wenn meine Augen jucken, weil ich gerade eine Katze gestreichelt oder den Hund gebürstet habe, lutsche ich ein paar der grünen Pillen, und innerhalb von zwei bis drei Minuten hört dass Jucken auf. Synthetische antiallergische Medikamente können zu Nebenwirkungen, wie Kopfschmerzen, Verstopfungen, Blähungen und Dünnpfiff führen.

Als ich zur Schule ging, hatte nur ein einziger Junge in unserer Klasse von 43 Heuschnupfen. Heute leiden rund ein Viertel der Schüler an allergischen Reaktionen. Und warum? Weil einige Gehirnakrobaten irgendwann den profanen Einfall hatten, künstliche Aromen und Arzneien müssten besser sein als natürliche. Und das, obwohl die Menschen seit Urzeiten auf die heilende Wirkung der Natur vertrauten. Zu unserem Leidwesen konnte im Laufe der Zeit die falsche Einschätzung, ein Produkt sei um so wertvoller, je komplizierter der Aufbau chemischer Verbindungen ist, reiche Früchte tragen. Doch unser Körper reagiert nun mal gegen alles, was ihm fremd ist. Wird er mit zu viel Chemie belastet, überreagiert das Abwehrsystem.

Ist Spirulina für alle Kinder geeignet?

Grundsätzlich können alle, auch ganz kleine Kinder, von Spirulina profitieren. Denn bereits die Azteken des antiken Zentral-

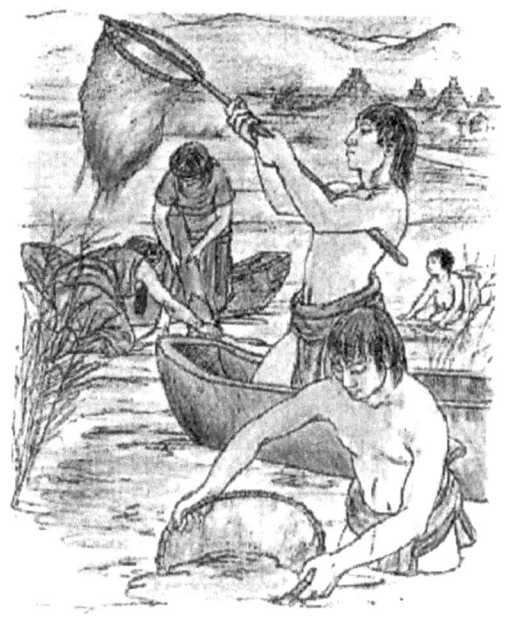

amerikas verspeisten die Alge. Mit Körben und Keschern schöpften sie diese als grünen Schaum aus dem seichten Texcoco-See südlich des heutigen Mexico City. Besonders schätzten sie ihre stärkende und regenerierende Wirkung und verwendeten sie täglich in ihren Mais- und Bohnengerichten.

Da Spirulina auch an Felsen und Böden Krusten bildet, denken einige Spirulina-Forscher, dass es sich bei dem in der Bibel erwähnten Manna auch um die blaugrüne Alge handelt. Gott soll es den Israelis gegeben haben, als sie in der Wüste hungerten. In den 1960er Jahren berichteten Botaniker über das Kanembuvolk im Herzen Afrikas. Auch sie schöpften den Schlackenschaum von der Oberfläche des Tschadsees und ließen ihn zu Kuchen trocknen.

Bei der Mikroalge oder besser gesagt dem Mikroorganismus handelt es sich um ein besonders gesundes Lebens- und Heilmittel, das du in Maßen bedenkenlos verzehren kannst. Besonders lecker ist Spirulina in Form von Energie-Riegeln, die du kaufen oder selbst herstellen kannst. In Kapitel *Rezepte für reformierte Naschkatzen* findest du leckere und urgesunde Schleckereien. Auch für deine nächste Party findest du köstliche Rezepte für deftige Dips und coole Cocktails.

Warum ist Spirulina für Kinder so wertvoll?

Nicht ohne Grund empfehlen die *Vereinten Nationen* und die *World Health Organization* Spirulina als sicher und nahrhaft für Kinder. Da wir heute generell zu viel, zu fett und zu süß essen, sorgt das *Grüne Gold* dafür, dass sich die körperlichen Maße in Grenzen halten. Wichtig ist, wenn du abnehmen willst, dass du Spirulina vorm Essen oder als Snack zu dir nimmst. Denn

mit viel Flüssigkeit vergrößert die Alge ihr Volumen um das 5fache. Ein Teelöffel Pulver in einem Glas Apfelsaft oder 8 Spirulina-Tbl. bzw. Kapseln mit einem große
n Glas Wasser, 1 Stunde vorm Essen, führt dazu, dass du weniger große Mengen isst.

Auch leiden heute viele Kinder, zu etwa 80% Jungen, unter Unaufmerksamkeit, körperlicher Unruhe und Impulsivität. Diese drei Zeichen zählen zu den Hauptsymptomen von ADHS (Aufmerksamkeitsdefizit-Hyperaktivitätssyndrom). Solchen Kindern hilft Spirulina, wieder in ihre Mitte zu kommen. Es macht chemische Keulen überflüssig. Schon nach wenigen Wochen wirst du ruhiger und ausgeglichener und kannst dich besser konzentrieren. Aber Vorsicht vor Billigprodukten. Die hawaiianischen, kalifornischen und taiwanesischen Algen, die ich in meinen Büchern beschreibe, kannst du unbedenklich nehmen. Billigprodukte z. B. vom chinesischen Festland sind meist bestrahlt. Außerdem verkaufen viele Produzenten, da sie billig anbieten wollen, das wertvolle blaue Pigment Phycocyan an Nahrungsmittelhersteller. Diese verwenden es als natürliche Lebensmittelfarbe.

Auch empfehle ich Dir, mit Yoga zu beginnen. Ja, ich weiß schon, du und deine Peers finden Kinderyoga peinlich und Yoga für Erwachsene uncool. Ihr wisst nicht was der östliche Philosophie-Firlefanz soll. Aber wenn du dich danach körperlich und geistig fitter den je und super entspannt fühlst, kann es dir egal sein, was die anderen denken. Außerdem brauchst du es niemandem zu sagen. Du kannst es ja erst mal heimlich unter der Bettdecke machen.

Teste es doch gleich mal an einem meiner Kombi-Positionen für Muckis und gute Durchblutung. Du liegst auf dem Rücken, hebst die Beine, die Fußspitzen zeigen zur Decke. Nun bringst du beide Hände vor die

Augen, Handflächen zur Decke zeigend, und tust so als ob du eine Last ganz langsam nach oben drückst. Wenn deine Arme ganz

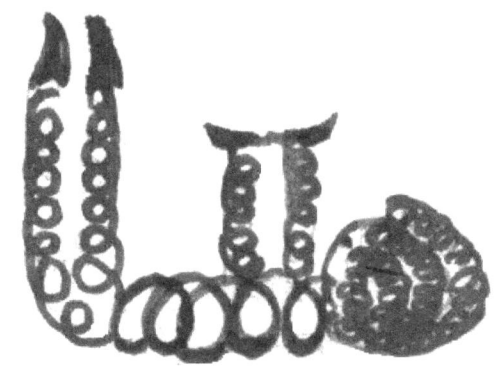

ausgestreckt sind, gehst du genauso langsam wieder zurück. Durch die Anspannung deiner Armmuskeln erreichst du mit der Zeit mehr Kraft. Das geht auch im Sitzen, ohne dass es jemand merken muss, durch isometrische Kontraktion (isometrisch, von griechisch: *gleiches Maß, gleiche Länge,* Kontraktion, hier: *Anspannung)*, also die Anspannung des Muskels, die keine Verkürzung bewirkt. Falls du morgens schwer in Gang kommst, kannst du auch zuerst die Atemübung zum Aufwachen machen.

Bei dieser Nasenatmung hältst du abwechselnd die Nasenlöcher zu. Damit harmonisierst du auch deine beiden Körperhälften. Drücke mit deinem rechten Ringfinger dein linkes Nasenloch zu. Atme tief durch das rechte NL ein, drücke jetzt mit dem Daumen das rechte NL zu, halte die Luft an, öffne das linke NL und atme so lange aus wie du kannst. Atme nun wieder durch das linke NL ein und verschließe es mit dem linken Ringfinger, halte den Atem an und atme durch das rechte NL wieder aus. Das ganze etwa 5 mal. Wenn du es umgekehrt machst, dass du die Luft nach den Ausatmen anhältst, entspannst du dich. Das kannst du abends machen, wenn dich dein Gedankensalat nicht einschlafen lässt.

Eine weitere Art, den Tag zu begrüßen ist die Kobra-Stellung. Du legst dich auf den Bauch, Hände am Körper, Beine geschlossen. Stell nun die Hände unter die Schultern und hebe den Oberkörper so weit und so lange du kannst, Kopf nach hinten. Die *Kobra* stärkt die Wirbelsäule, die Rücken- Brust- und Bauchmuskulatur, festigt das Kinn und gibt den typischen kleinen Yoga-Po. Auch sorgt diese Übung für gute Nerven und eine funktionierende Verdauung. Meine Lieblingsübung fördert ebenso die Energie und Vitalität und reduziert das Gewicht. Der *Pflug* ist ein langsam ausgeführter Purzelbaum nach hinten, nur dass du die ausgestreckten Beine hinten ablegst, 10 bis 30 Sekunden dort lässt und genauso langsam wieder zurückgehst. Gewöhnlich werden alle Übungen dreimal wiederholt.

Über den folgenden Link kannst du mal in ein Yoga-Buch reinschauen:

http://www.amazon.de/Yoga-f%C3%BCr-Kinder-Thomas-Bannenberg/dp/377426984X

Wenn du einige Tage hintereinander Yoga gemacht hast und täglich Spirulina nimmst, wird dein Selbstbewusstsein immer stärker, sodass du cooler wirkst. Und, bei denen die cool wirken, wird sowieso alles als cool ausgelegt, was sie machen.

Mädchen, die 2 bis 3 Tage vor der Menses an schmerzhaften Krämpfen leiden, können nach wenigen Wochen ihre PMS vergessen.

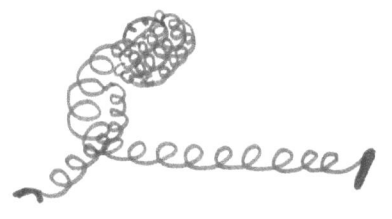

Sauer macht nur selten lustig

Damit du nicht zu *sauer* wirst, ist es wichtig, dass deine feste und flüssige Nahrung im Säure-Basen-Gleichgewicht ist. Dein Blut hat einen pH-Wert von 7,4, *Cola* 2,5. Cola und andere kohlensäurehaltigen Getränke sind extrem sauer. Das Puffersystem des Blutes puffert den pH-Wert nur begrenzt ab. Wenn du deinem Körper zu viele Säuren in Form von Süßigkeiten, Würstchen, Pizza und Nudeln zuführst, kommt es mit der Zeit zur Übersäuerung. Das führt auch dazu, dass junge Männer keinen Kamm mehr brauchen und der Kahlkopf *in* ist.

Schon bei einem pH-Wert von tiefer als 7,35 sprechen wir von Azidose. Auch wenn du in der Schule oder zu Hause Stress hast, bildet dein Körper Stresssäuren. Leider produziert er keine Basen. Zum Abpuffern der Säuren holt er sich Phosphate und Calcium aus den Knochen. Damit du im Erwachsenenalter nicht als Schrumpfgermane endest, gönnst du deinem Körper besser basische Nahrung, also Salat, Gemüse, Kartoffeln, Obst und basisches bzw. neutrales Wasser, wie z. B. Saskia Jessen von Lidl mit einem pH-Wert von 7,7, *Vittel* 7,3 *Culinaris,* Levia-Quelle von Aldi Süd 7,2 oder *Vio* Lüner Quelle 7,1. Noch besser wäre es, wenn du Leitungswasser mit einem Aktivator veredelst oder abkochst. Denn Martin Wagner fand mit seinem Team an der Uni Frankfurt 24.520 suspekte Chemikalien in Plastikflaschenwasser (Steroid Biochem Mol Biol. 2011 Oct;127(1-2):128-35)

www.youtube.com/watch?v=I3GAAGbZveo

Folgend findest du eine Auswahl an neutralen bzw. basen- und säureüberschüssig verstoffwechselten Lebensmitteln. Je weniger Wasser du beim Kochen von Kartoffeln und Gemüse verwendest, desto mehr basische Mineralien bleiben erhalten. Oder du nimmst das Kochwasser für Suppen.

Lebens-mittel (100g)	Basen-effekt	Kalorien (kcal)	Glykäm. Index	Kalzium	Magnesi-um(mg)	Eiweiß	Kohlen-hydrate	Fett
Ananas	+-	56	45	16	17	0,4	13,5	0,2
Apfel	+	56	45	16	17	0,4	13,5	0,2
Apfelmus, ungesüßt	+	48	40	4	10	0,2	10	0,3
Apfelsaft, frisch abgepackt	+ --	47	40	7	4	0,1	12	0,0
Apfelsine	+-	38	43	35	12	0,8	7,5	0,14
Aprikose	+	45	45	16	9	1	10,3	1,3
Aubergine	+	21	20	13	11	1	2,7	0,2
Avocado	+++	160	10	10	29	2	3,3	14,7
Banane, reif	++	88	65	9	36	1,2	21,4	0,2
Birne	+	55	30	10	8	0,5	12,7	0,3
Blumenkohl	+	23	15	20	17	2,1	2,5	0,2
Bohnen, weiß	++	210	48	75	95	15	42	0,9
Bohnen, grün	+	34	30-40	57	25	2,4	5,3	0,2
Bratkartoffeln	+	161	90	12	20	2,5	18,2	8
Bratwurst	-	342	-	5	15	16	0,45	42
Brokkoli	+	18	15	113	24	2,8	2,8	0,2
Brombeere	+	49	25	44	30	1,2	7,2	1
Butter	+-	750	0	13	3	0,7	0	93
Buttermilch	+-	35	15	109	16	3,5	4	0,5
Camembert	-	378	-	280	16	18-22	0,0-0,9	22-28
Champignon	+	15	15	8	13	2,7	0,7	0,3
Cola-Getränke	----	226	90	4	1	3,3		
Cornflakes	-	380	85	22	11	8	85	1
Dattel, getr.	+	273	70	61	50	2	65,2	0,5
Dill	+++	55	-	230	28	3,7	8	0,8
Eigelb	+	353	-	58	13	16	0,3	32

Lebens-mittel (100g)	Basen-effekt	Kalorien (kcal)	Glykäm. Index	Calcium	Magnesi-um(mg)	Eiweiß	Kohlen-hydrate	Fett
Eiklar	--	48	-	11	11	10,9	0,7	0,2
Emmentaler	+-	382	-	1020	35	28,7	-	29,7
Erbse, getr.	+-	347	30	50	116	23	57	1,4
Erbse, grün	++	69	35	24	33	5,8	10,6	0,4
Erdbeere	+	33	25	12	4	0,8	6,3	0,5
Erdnuss	---	571	15	59	163	26	12,2	48,1
Feige, frisch	+++	60	35	54	20	1,3	12,9	0,4
Feige, getr.	++	243	40	190	70	3,9	54	1,3
Graubrot	--	225	65	23	40	7	45,4	1,4
Grünkohl	+-	33	15	230	34	4,3	3,0	0,9
Gurke, frisch	+	13	15	15	8	0,6	2,1	0,2
Haferflocken	--	354	45	65	135	12,3	58,1	3,2
Heidelbeere	+	38	25	13	2	0,7	7,4	0,6
Himbeere	++	32	25	40	30	1,3	6,9	0,4
Hirse	-	354	45	20	170	10,6	69	3,9
Huhn	--	133	-	12	37	20,6	-	5,6
Joghurt, 3,5%	---	61	33	120	12	3,3	4	3,5
Kabeljau	-	73	-	24	25	17,4	-	0,4
Karotten	++	24	30	37	17	1	5,2	0,2
Kartoffeln	++	70	65	10	25	2,1	15,4	0,1
Kohlrabi	++	25	15	68	32	2	4,1	0,1
Kopfsalat	++	10	10	37	11	1,3	1,1	0,2
Kürbis	++	25	75	22	8	1	5	0,1
Kuhmilch 3,5%	+-	64	30	120	12	3,3	4,8	3,5
Löwenzahn	++++	45	10	173	36	2,6	9,1	0,6
Mandeln	+	599	15	252	170	19	9,3	54
Olive, grün	+	142	15	96	20	1,4	1,8	13,9
Pfifferling	+++	23	15	8	14	1,5	0,2	0,5
Pfirsich	+	39	35	8	9	0,7	9,4	0,1

Lebens-mittel (100g)	Basen-effekt	Kalorien (kcal)	Glykäm. Index	Calcium	Magnesi-um(mg)	Eiweiß	Kohlen-hydrate	Fett
Pommes frites	+	264	45	14	6	0,7	7,6	0,6
Pumpernickel	+-	201	43	84	71	5	41	1
Quark, mager	---	73	30	92	12	13,5	4,0	0,3
Radieschen	+	13	30	35	8	1,1	2	0,1
Reis, natur	-	348	50	23	157	7,4	73,4	2,2
Reis poliert	---	347	70	6	64	7	78,4	0,6
Rettich, schwarz	+++	14	30	33	15	1,1	1,9	0,2
Rettich, weiß	+	10	30	32	15	1	1,9	0,2
Rinderhack	---	217	-	10	15	23	-	9
Rotkohl	+	19	15	38	16	1,5	3,2	0,2
Sahne	+-	309	-	80	10	2,4	3,4	31,7
Sauerkraut	+	16	15	48	14	1,5	2,4	0,3
Schokolade70%	-	560	25	63	228	9,4	35	42
Schoko Vollm.	----	526	70	245	40	8	56	30
Seelachs	-	87	-	14	50	18	-	0,8
Spinat	++	12	15	126	46	2,3	0,5	0,3
Spirulina	++	360	-	700	400	62	19	5
Teigwaren (Ei)	--	347	60	27	67	13	70	3
Teig. Vollkorn	-	343	33	25	53	15	64	3
Tofu	++	70	15	128	65	8	0,5	4
Tomate	++	17	15	13	20	1	3,5	0,2
Vollkornbrot	-	206	50	43	70	7,5	41	1,4
Walnuss	--	666	15	87	135	15	12,1	62
Wassermelone	+	35	72	31	65	0,6	8,3	0,2
Weintrauben	+	73	45	15	9	0,7	16,1	0,3
Weiße Bohne	++	294	35	105	130	22	47,8	1,6
Weißkraut	++	20	15	44	16	1,1	3,5	0,2
Weizenbrot	--	238	70	58	0,9	7,5	48	1,8
Zuchini	++	19	15	30	20	1,6	2	0,4

Gefahren der Übersäuerung

Da ich so gerne Bäume male, hätte ich dir fast noch einen mit einer Eingeweide-Wurzel bildlich dargestellt. Aber ich will, dass du das Buch so schnell wie möglich in Händen hältst. Deshalb mache ich jetzt einer Kollegin mit der Bewerbung ihres Buches eine Freude und spare Zeit:

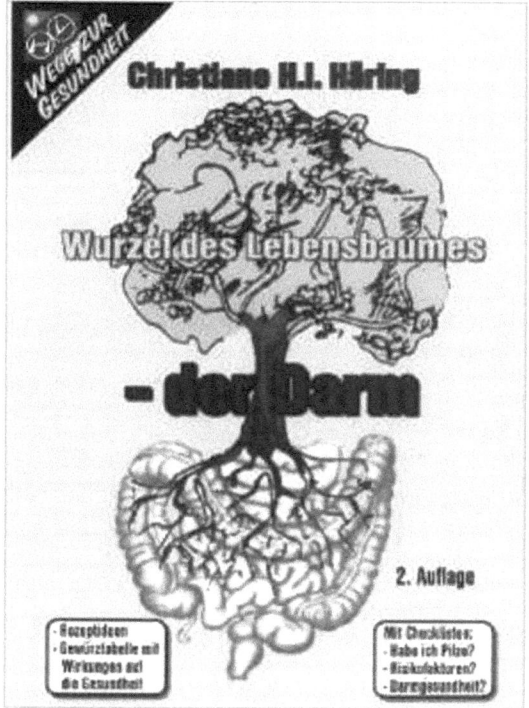

Der Darm trainiert zwei Drittel unseres Immunsystems. Dies hat uns Giulia Enders super peppig *mit Charme* in ihrem Bestseller mitgeteilt. Leider kommen viele ihrer Leser nicht bis zum Ende, wo es mit den darmpflegenden Präbiotika (Zwiebel, Lauch, Hafer etc.) spannend wird. Etwas hat mir besonders gefehlt. Wenn du deine Abwehrkraft stärken willst, ist Spirulina die ideale Kraftnahrung; doch zuerst ist die Reinigung des *Pupsrohrs* angesagt. Entleerst du es täglich, brauchst du nicht allzu lange. Nur wenn es dir wie mir in meiner Jugend an der Enddarmentspannung mangelt. Ich war froh, von all den Arzneien, dem Kaba, der Schokolade und den Honigbroten zweimal pro Woche abkötteln zu können. Du weißt ja, wie das ist, wenn du im Hochsommer Essensreste draußen stehen lässt. Das schimmelt meist noch am selben Abend. Nun überlege mal, wie das in deinem Darm gärt und brodelt und wie es stinkt! Pilznester entstehen, Parasiten übernehmen das Regiment und machen den nützlichen Bakterien den Garaus. So ein Darm ist der ideale Nährboden für viele Krankheiten. Mit den Jahren bildet sich an den Darmwänden eine undurchdringliche Kruste. Diese gilt es zu lösen, damit die Nährstoffe überhaupt ins Blut gelangen können. Ein verkrusteter bzw. verschlackter Darm führt zu Nährstoffmangel. Da kannst du noch so viel essen und keine Energie haben, weil die Vitalstoffe im Lokus landen statt im Blut. Daher ist es absolut nötig, vor der Spirulina-Einnahme, deinen Darm zu tunen.

Manche Menschen mögen Einläufe oder 1 gestr. TL Bittersalz (Magnesiumsulfat) in ¼ l Wasser gelöst, ½ Stunde vorm Frühstück trinken. In der ersten Woche trinkst du es jeden Tag, in der zweiten Woche jeden 2. Tag, in der dritten zweimal pro Woche, dann noch einmal. Mir ist die Psyllium-Kur lieber: 2-4 Wochen lang morgens, 1½ Std. vorm Frühstück, als Zwischenmahlzeit und abends 1½ Std. nach dem Abendessen oder vorm Zubettgehen: ein Esslöffel Flohsamenschalenpulver in ¼ Liter Apfel- oder Orangensaft bzw. Reismilch trinken oder 10 Minuten später als Grütze essen. Danach trinkst du besser noch viel Wasser, denn Psyllium ist enorm quellfähig, bis auf das 50fache des Volumens. Es schmeckt nicht nur besser als Bittersalz, sondern macht auch noch satt und schlank. Siehe auch mein Buch:

Psyllium - So bekommen Sie Ihr Fett weg.

15

Lebensmittel im Säuren-Basengleichge-wicht (neutral): Rohmilch, nicht hitzebe-handelte Sahne, Süßrahmbutter, Distel-, Kokosnuss- und Olivenöl, Amaranth, Buch-weizen, Quinoa und Hirse. Angekeimtes Getreide ist basisch; du kannst es im Mixer zu Mus machen und davon basisches Brot backen oder trocknen und roh essen.

Basisches Eiweiß findest du in Spirulina u. a. Algen, wie Arame, Dulce, Nori, Wa-kame oder Kelp, Gersten-/Weizengrassaft, Lupine, Brennessel, Beinwell, Avocado, ge-keimte Soja-/Mungobohnen, Nuss-/Kern-keimlinge, Mandeln und weiße Bohnen.

Es wird jetzt etwas wissenschaftlich, da ich dir die Gefahren der Übersäuerung und der Mikrowelle verdeutlichen will. Falls du eines der Themen im Buch mal für eine Projektarbeit verwenden willst, habe ich im Literaturverzeichnis alles dokumentiert.

Übersäuerung führt zu dickem Blut, un-flexiblen Arterien und Durchblutungsstörun-gen. Diese können jene Adern verstopfen, die das Hirn versorgen. Das kann zu einem Gehirnschlag führen. Jährlich erleiden rund 300 Kinder in Deutschland einen Schlagan-fall. Wenn du bestrahlte oder tot gekochte Nahrung sowie Milch, Zucker und Weiß-mehl konsumierst, kann das auch zur Ver-schlackung führen. Schlacken sind Abfall-produkte, die dein Körper nicht abbauen bzw. ausscheiden kann und daher im Bin-degewebe zwischenlagert. Ist dieses irgend-wann total zugemüllt, werden deine Zellen kaum noch mit Sauerstoff versorgt. Du wirst müde, schmerzempfindlich und kannst Ent-zündungen haben (z. B. Arthritis, Cellulitis).

1995 konnten die US-Forscher Henry Lai und Narendra Singh degenerative Verände-rungen bei Gehirnzellen von Ratten fest-stellen, die schwachen Mikrowellen ausge-setzt waren. Einzelne Stränge der DNA wa-ren gebrochen. Bereits 1976 hatte die da-malige UdSSR den Gebrauch von Mikrowel-lenherden verboten. Denn in Studien fan-den russische Forscher heraus, dass Be-standteile der Mikrowellen-Kost, wie Eiweiße oder Glukoside, also Zuckerverbindungen, widernatürlich zerfallen.

Microwave Hazards, Lancet. 1976 Jul 17;2 (7977):135.

Studien in USA, Spanien und der Schweiz ergaben beunruhigende Veränderungen im menschlichen Blut der Konsumenten von Mikrowellenkost. Die Vitalenergie der ge-testeten Nahrung nahm um 60 bis 90 % ab. Milch und Getreide bildeten neue, Krebs erregende Verbindungen, andere pflanzli-che Produkte verstärkt freie Radikale. Die chemischen Veränderungen in der Nahrung führten bei den Versuchspersonen zu Ver-dauungsproblemen, Funktionsstörungen im Lymphsystem und zu einer Vermehrung der Krebszellen im Blutserum.

http://www.hhff.info/AIG/code-2/index.html

Auch der japanische Alternativmediziner Masaru Emoto konnte genetische Defekte in Mikrowellen-Versuchen nachweisen. Nur für kurze Zeit bestrahltes Wasser verliert jegliche Struktur und reagiert chaotisch. Das gleiche geschieht mit unserer Nah-rung, die du mal eben kurz in der Mikro-welle aufwärmst. Und das Chaos isst du dann. Der Kristall links zeigt Wasser vor, der daneben nach der Bestrahlung.

Ähnliches spielt sich mit der Flüssigkeit in

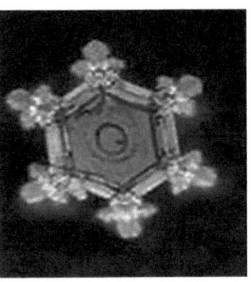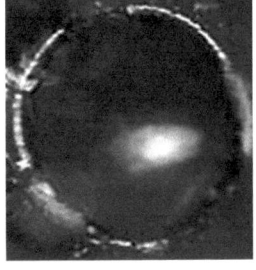

(Bilderquelle: Masaru Emoto *Die Antwort des Wassers*)

deinem Gehirn ab, wenn du dein Handy benutzt. Innerhalb kürzester Zeit bringt die Mikrowelle des Mobiltelefons die ganze Ordnung durcheinander und hinterlässt ein gewaltiges Chaos. Das bedeutet, dass du mit jedem Mikrowellenessen und Handygespräch deinen Körper erheblich irritierst. Vergleichbares passiert vor dem Fernseher oder PC. Das führt dazu, dass ein Großteil deiner Körperzellen falsch reagiert. Das heißt nicht, dass du auf alle modernen Kommunikationssysteme verzichten musst. Es wäre nur ratsam, den Gebrauch zu reduzieren und durch Spirulina, gutes Wasser, harmonische Musik oder Meditation bzw. positive Gedanken einen Ausgleich zu schaffen. Dr. Emoto hat deutlich gemacht,

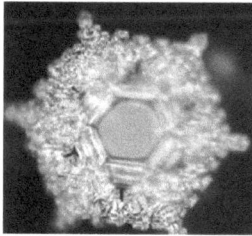 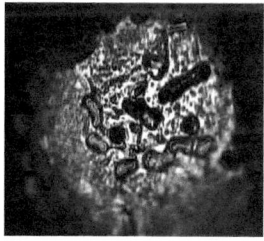

(Bilderquelle: Masaru Emoto *Die Antwort des Wassers*)

dass die Wellen bestimmter Gedanken, Worte und musikalischer Werke das Wasser beeinflussen. Dein Körper besteht zu etwa 70% aus diesem wandlungsfähigen Element, das, je nach Einfluss, *positiv* oder *negativ* reagiert. Ein freundlicher Umgangston, aufbauende Musik oder besänftigende Worte führen zu Harmonie und schönen Wasserkristallen. Das mit den Worten *Liebe und Dankbarkeit* informierte neutrale Wasser (dabei wird der Zettel mit Computerschrift an der Flasche mit Destillat-Wasser einige Stunden lang befestigt) führte zu dem schönen Kristall. Dagegen zeigte sich bei dem mit *Dummkopf* informierten Wasser keine Struktur (rechtes Foto).

Strukturiertes Körperwasser, sogenanntes Clusterwasser, umschließt Gifte und scheidet sie aus. Dies sorgt dafür, dass du dich rundum wohlfühlst. Dagegen führen Beschimpfungen oder *Heavy Metal Musik bzw.* Songs mit grässlichen Texten zu Disharmonie, ergo zu zerstörten Kristallen, folglich zu Ablagerungen.

Mikrowellenkost, pasteurisierte bzw. H-Milch und disharmonische Musik führen dazu, dass immer jüngere Menschen an Arteriosklerose erkranken und bereits kleine Kinder Schlaganfälle erleiden.

Zwar denken viele Impfkritiker, dass plötzlicher Kindstod und Autismus mit den Impfstoffen zu tun haben. Doch können wir ausschließen, dass einige Babys auf in der Mikrowelle erwärmte Fläschchen reagieren?

Vermeide also besser, deine Körpersuppe durch Bestrahlung, *Heavy Metal Music* und Beschimpfungen zu versalzen bzw. deine wundervollen Wasserkristalle zerstören zu lassen. Deshalb sind Yoga und regelmäßige Meditation so gut für die Belebung deines Körperwassers. Auch wenn viele in deiner Peergruppe dies und die Beschäftigung mit Gesundheitsthemen als uncool abtun mögen. Bleib besser cool und verschaffe dir deinen verdienten Vorsprung, denn du weißt ja: *WISSEN IST MACHT.*

Sich regen bringt Segen

Oder: *Wer rastet, der rostet.* Diese beiden alten Sprüche mögen etwas abgedroschen klingen. Doch dein Körper funktioniert auf Dauer nur, wenn du deine Säfte täglich in Bewegung bringst. Nur dann gelangen die Nährstoffe zu den Zellen. Ohne Bewegung werden deine Gelenke steif und deine Knochen porös. Wenn deine Körpersäfte, also Blut und Lymphe, nicht mehr ordentlich fließen, kommt es zu Stauungen. Diese können sich durch dicke Füße, Hände und Augenlider bemerkbar machen. Manche Bewegungsmuffel sehen wie aufgeblasen aus.

Spirulina kann dir das tägliche Laufen, Radeln, Inline-Scaten oder Schwimmen zwar nicht ersparen. Doch der grüne Muntermacher hebt die Stimmung und regt an. So drängt es dich geradezu, deine Glieder zu strecken. Auch denkst du weniger an Süßigkeiten und fettes Fastfood, da die Alge all das ausgewogen enthält, was du brauchst, um optimal zu funktionieren. Deine Urgroßeltern dachten im Traum nicht daran, ihre Muskeln im Fitness-Center auszubilden. Ihr Los war es, für ihren Lebensunterhalt schwer zu schuften: Wäsche rubbeln, Boden schrubben, Teppiche ausklopfen, Holz sammeln und hacken, Wasser schleppen, Pilze und Beeren sammeln. Heute bilden wir meist nur die Kaumuskeln aus. Doch ohne Bewegung wird dein Gehirn wenig durchblutet und Gifte bzw. Schlacken können kaum abtransportiert werden. Das führt zu einer wahren Blütezeit in Form von Pickeln und Pusteln im Gesicht. Wenn dein Darm verstopft ist, muss das Gift ja irgendwie herauskommen. Womit putzen wir also am besten? Mit reinem Wasser und Bewegung bekommen wir nicht nur den Boden sauber, sondern auch den Body.

Wie du deinen Darm reinigst, hast du auf Seite 15 gelesen. Im Buch *SO BEKOMMEN SIE IHR FETT WEG* kannst du tiefer in die Materie der Pupsrohrreinigung eindringen.

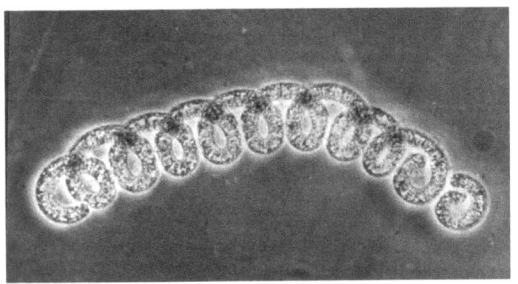

II. SPIRULINA PLATENSIS

Was ist Spirulina?

Wenn du den vielversprechenden blaugrünen Mikroorganismus schon ein bisschen zu schätzen gelernt hast, wird dich vielleicht auch seine Abstammung interessieren:

Die Klassifikation von Spirulina

Gruppe 11	Oxigenisch-phototrop. Bacteria
Familie	Cyanobacteria
Ordnung	Oscillatoria (Untergruppe 3)
Gattung	Spirulina
Spezies	Platensis

Zwar ist sich die wissenschaftliche Welt heute einig, dass es sich bei dem spiralförmigen Winzling um die *Arthrospira platensis* handelt. Doch aus historischen Gründen wird er immer noch als *Spirulina platensis* bezeichnet. Auf warmen alkalischen Seen subtropischer Breiten bilden die gedrehten Fäden einen im Sonnenlicht fluoreszierenden blaugrünen Teppich. Sie dienen Fischen und Vögeln als Hauptnahrungsmittel. Die Flamingos, die in der Umgebung ostafrikanischer Sodaseen leben, verdanken der Alge ihre lachsrosa Farbe. Kaum zu glauben, dass sich das eine Prozent Chlorophyll gegenüber dem mit 12-15% vorhandenen blauen Pigment und der 4% Carotinoide farbgebend durchsetzt.

Auf dem Scheitelpunkt zwischen Pflanze und Tier stehen die blaugrünen Mikroorganismen der Pflanze gegenüber etwas höher. Sie haben nämlich keinen echten Zellkern und keine pflanzentypischen harten Zellwände. Die einzelligen *Biokraftwerke* brauchen Sonnenlicht zur Nutzung des organischen Kohlenstoffs. Je größer die Einwirkung des Lichts, desto schneller und größer wachsen sie. Die zylindrischen Zellen werden bis zu einem Millimeter groß und können daher mit dem bloßen Auge noch wahrgenommen werden. Indes war ich als Besucherin der kalifornischen Earthrise Farm mehr beeindruckt als mich der Chefchemiker durch sein Mikroskop blicken ließ. Wie grüne Spirelli Nudeln lagen die Spirulina-Algen auf dem Objektträger. Sie vermehren sich auf ungeschlechtlichem Wege durch einfache Abschnürung der Fäden, also durch einfache Zellteilung ohne DNS-Duplikation (Vervielfältigung des Erbinformationsträgers). Spirulinas Chlorophyll gleicht dem der Pflanzen, ist aber überall in der Zelle verteilt. Dagegen ist es bei Grünpflanzen nur auf den Chloroplasten beschränkt ist.

Spirulina gedeiht am besten in alkalischen sehr warmen Seen (35-40 Grad Celsius) mit einem Salzgehalt von 15 bis 20% und einem pH-Wert von 8-11. Meerwasser enthält nur 3% Salz. Anderen Organismen ist dieses Milieu zu salzig und zu hoch temperiert. Dadurch kann Spirulina einen hygienischen Zustand bewahren; ein Grund, weshalb Blaualgen sich von der Erdfrühzeit bis heute erhalten haben. Sie halten neben sehr heißen auch extrem kalten Temperaturen und sogar radioaktiven Strahlen stand. Zwar vermehren sie sich unter extremen Bedingungen kaum, existieren aber weiter. Im kalten Milieu gleichen Spirulinas Fäden Würmern, im heißen sind sie wie beim Gewinde einer Schraube aufgedreht. Sie reagieren genau umgekehrt zu uns. Wir ziehen uns zusammen, wenn wir frieren und räkeln uns in der warmen Sonne. Wir brauchen den Sauerstoff, den die Algen freisetzen, und die Algen benötigen CO_2, das wir ausatmen. Je heißer es ist, desto stärker sind sie gewickelt und desto schneller vermehren sie sich. Die Winzlinge können ihre Biomasse in 2 bis 5 Tagen ver-

doppeln. Es wäre somit ein Leichtes, in jedem Ort unterentwickelter Länder Salzwasserbecken anzulegen und dem Welthunger bzw. der Unterernährung ein Ende zu bereiten! Auch in unseren Breiten könnten künstlich angelegte und solar beheizte Spirulinabecken überall dort für Nahrung und bessere CO_2-Verhältnisse unserer Atemluft sorgen, wo die Sonne fleißig scheint.

Geschichte des ältesten Lebensmittels

Vor rund 3,6 Millionen Jahren sollen Blaualgen begonnen haben, die Sauerstoffatmosphäre unseres Planeten zu erschaffen. Ihr blaues Pigment stellt offenbar den gemeinsamen Urprung des Lebens von Pflanzen und Tieren einschließlich des Menschen dar. Denn die Molekularstruktur dieser in Spirulina mit bis zu 15% enthaltenen Phytochemikalie weist sowohl Magnesium als auch Eisen auf. Sie geht somit dem Chlorophyll und dem Hämoglobin voraus.

Im Sommer 1995 besuchte ich die circa drei Stunden südöstlich von Los Angeles gelegene Earthrise-Spirulinafarm. In der flimmernd-trockenen Hitze der Colorado Wüste breiteten sich vor meinen staunenden Augen endlos langgestreckte Wasserbecken aus. Die dunkle, blaugrün schillernde Oberfläche und der Algengeruch versicherten mir, dass ich die Farm unweit des größten kalifornischen Sees erreicht habe. Der saline Salton Sea entstand vor mehr als hundert Jahren versehentlich durch einen Dammbruch des gestauten Colorado-Wassers. Die andächtige Stille und das Bewusstsein, das Wachstum von Abkömmlingen jener Cyanobakterien zu beobachten, die unser Erscheinen auf der Erde ermöglichten, sorgte für Gänsehautfeeling. Könnte das damals auch ein ET-Projekt gewesen sein, so wie die Nasa den Mars begrünen will? Diese erste photosynthetische Lebensform spaltete mit Hilfe des Sonnenlichts Wassermoleküle. Dadurch erzeugten sie ihre eigene Nahrung aus den umgebenden Gasen. Sie nutzten CO_2 als Kohlenstoffquelle und stellten Kohlenhydrate her; aus Stickstoff produzierten sie Aminosäuren und Proteine. Dabei setzten sie Sauerstoff frei. Während der folgenden drei Milliarden Jahren verwandelten die Cyanobakterien die Erde in ein lebensfreundliches System und schufen die Voraussetzungen für die Entstehung mehrzelliger Organismen. Ihre Anpassungsfähigkeit gegenüber Veränderungen und ihre Toleranz gegenüber extremen Umweltbedingungen ermöglichten es ihnen von der Erdfrühzeit, dem Präkambrium, bis heute zu überleben. Vielleicht werden die Abkömmlinge dieser fossilen Blaualgen, die uns Aerobiern das Leben auf der Erde erlaubten, auch über unser Überleben entscheiden. Denn durch die Art, wie der Mensch sich heute die Erde *untertan* macht, vor allem durch Brandrodung der Regenwälder und Verbrennung fossiler Brennstoffe, wird der CO_2-Gehalt in der Atmosphäre derart steigen, dass wir flächenmäßig gar nicht so viele Sauerstoff spendende Bäume pflanzen können, um das Ungleichgewicht auszugleichen.

Blaugrüne Algen bilden also ein Recyclingsystem mit Menschen und anderen Aerobiern. Wir atmen Sauerstoff ein und geben CO_2 in die Atmosphäre ab! Spirulina braucht Kohlendioxid und setzt O frei.

Spirulinas Nutzen im Überblick

- Beseitigung des Welthungers
- Vorbeugung von Kindersterblichkeit
- Verhütung der Erblindung durch Vitamin-A-Mangel
- Nahrungsergänzung zur Vorbeugung von Krankheiten
- Leicht zu lagerndes Überlebensmittel für Krisenzeiten
- Nahrungszusatz für Haus-, Nutz- und Zuchttiere; z. B. zur Verbesserung der Qualität und des Ertrags der Kuhmilch
- Intensivierung der Farbe von Fischen und exotischen Vögeln (z.B. Kois & Flamingos)
- Die blauen und grünen Pigmente Phycocyan und Chlorophyll dienen als natürliche Lebensmittelfarbe
- Die NASA nutzt Spirulina als Nahrung für Astronauten, zur Luftreinigung und Umwandlung von Abfällen und Ausscheidungen
- Natürliche Düngung von Nutz- und Zierpflanzen
- Isolierung aktiver Bestandteile zur Herstellung von Arzneimitteln
- Natürliche Kosmetik zum Verbessern der Hautstruktur; z. B. als Masken oder in Cellulite-/Gesichtscremes u. Lippenstiften
- Zum Binden von Schwermetallen aus Abwässern
- Biosprit & biotechnologischer Wasserstoff

Zufälliges Finden der Mikroalgenzucht

Vor 70 Jahren entdeckten Arbeiter bei der Sodaproduktion am Texcocosee nördlich von Mexiko City zufällig die Spirulinakultivierung. Sie legten ein Ersatzbecken an, das sie mit Salz angereichertem Flusswasser füllten. Darin wuchsen die Algen üppiger als auf dem See. So kam man dem Züchten der Supernahrung auf die Spur. Neben dem Texcocosee in Mexiko gedeihen 35 Arten von Spirulina in anderen natürlichen Seen. Die bekanntesten sind der Tschadsee in Zentralafrika, der Turkana-(Rudolf)see in Kenia und der Langanosee in Äthiopien. Von diesen Seen entnehmen die Züchter Kulturen und

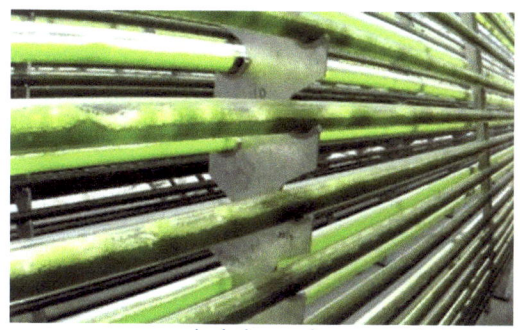

www.mz-web.de/merseburg-querfurt-
querfurt/merseburger-sieht-in-kloetze-
gruen,20641044,19495782.html
www.emaxo.de/Algen/Algen-Presse/algen-presse.html

bewahren sie in Glasbehältern auf. Bei Bedarf befördern sie diese in mit lebensmittelechter Kunststofffolie ausgekleidete Becken. Seit den 1960er Jahren nimmt die Produktion der Alge erheblich zu. Immer mehr Menschen erkennen den Vorteil dieser Nahrungsergänzung. Zu den ertragreichsten Züchtern zählen die Farmen auf Hawaii, Taiwan und in Südkalifornien. Hier werden die Mikroalgen, wie bei Großfarmen üblich, mittels Schaufelrädern vorsichtig durchmischt.

In der modernen Algenproduktionsanlage in Klötze in der Altmark gedeihen die Organismen in kilometerlangen Glasrohren, im niedersächsischen Bassum in Brutschläuchen bzw. Schlauch-Inkubatoren. Weltweit produzieren Spirulina-Farmer rund 12.000 Tonnen

Trockenmasse pro Jahr. Am Anfang dieses Jahrhunderts waren es noch 5.000 t.

Wenn du Spirulina zu Hause züchten willst, hilft dir Jean-Paul Jourdans ausführliches Handbuch in Englisch. Er beschreibt die Produktion der Cyanobakterien diverser Standards unter veränderten materiellen und klimatischen Bedingungen. JPJ entwickelte kleinere Projekte zur Spirulinakultivierung in Europa und Afrika.

antenna.ch/en/documents/Jourdan_UK.pdf

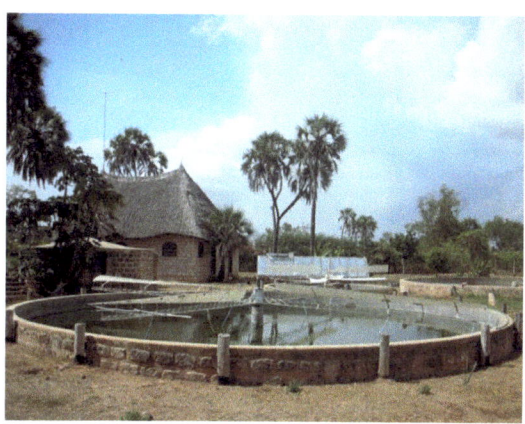

Diese runde Anlage in Kenia von Vincent Guigon, Antenna, gewann zusammen mit einer französischen Microfarm den 1. Preis (AlgaeCompetition.com). Rund ist die ökonomisch sinnvollste Art des Anbaus.

Wäre das Thema Mikroalgenzüchtung ein passendes Schulprojekt für dich? Von mir würdest du schon für die Themenwahl eine gute Note bekommen. Hier kannst du dir Ideen holen: www.algaecompetition.com

www.berrysmith.org/news/spirulina-expert-
jean-paul-jourdan

Folgende Dia-Show zeigt eine kleine Treibhaus-Produktionsanlage. Vielleicht bekommst du später sogar mal Lust, mit einer solchen Spirulina-Minifarm autark zu werden.

www.smartmicrofarms.com/slideshows/olympi
a-microfarm/

www.spirulinasource.com

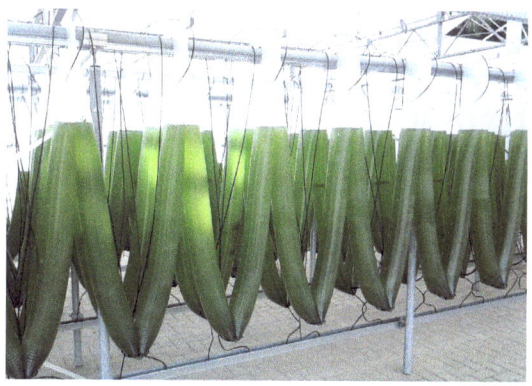

J.P. Jourdan erklärt auch die großen Qualitätsunterschiede. Einige Firmen entnehmen die für die Heilerfolge wichtigste Substanz Phycocyan und verkaufen sie an Lebensmittelproduzenten. Diese verwenden das blaue Pigment als natürliche Lebensmittelfarbe. Den beraubten Rest bieten sie günstig an, um auf dem Weltmarkt konkurrieren zu können. Aus diesem Grund macht Jourdan sich dafür stark, dass der Phycocyan-Gehalt auf dem Etikett steht.

Das Wasser, in denen die Kulturen gedeihen, enthält hauptsächlich Soda (Natriumcarbonat), Stickstoff, Phosphor, Eisen sowie weitere Mineralien und Spurenelemente. Die Becken können mit unterschiedlichen Mineralstoffen *gedüngt* werden. Neben J. P. Jourdan gibt es in Südfranklreich noch mehr als 100 Spirulina-Heimzüchter. Es war auch ein Franzose, Remy Lucas, dem es 2010 gelang, 100 Prozent biologisch abbaubares Plastikgranulat aus Algen herzustellen:

http://bizforward.de/consumer-trends/bio-plastik-aus-algen-die-geniale-erfindung-von-remy-lucas/#sthash.Z0eWD8YO.dpuf

Spirulina wird oft mit der blaugrünen Alge *Aphanizomenon flosaque* (*AFA*) verwechselt, die natürlich im Klamath Lake in Oregon gedeiht. *Spirulina platensis* wird, um den best-

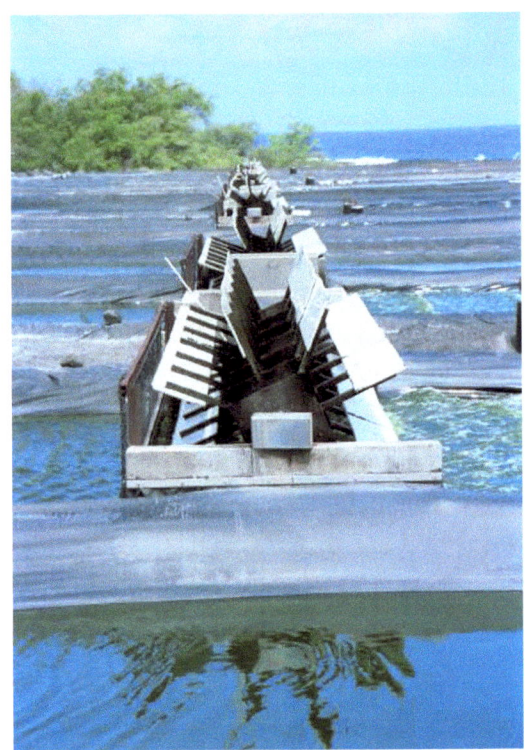

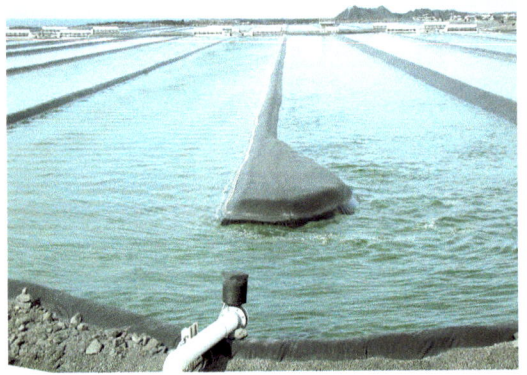

möglichen hygienischen Standard zu gewähren, in mit lebensmittelechter Folie ausgekleideten Becken gezüchtet. So sind sie vor Mikrocystinen und anderen Verunreinigungen geschützt. Wie auf Hawaii wird die AFA-Kultur mit den Mineralien und Spurenelementen von Vulkangestein gedüngt. Die mir bekannten Konsumenten der wild wachsenden blaugrünen Alge nehmen beide Arten, Spirulina täglich und AFA kurmäßig, wenn sie noch mehr Energie brauchen (Simonsohn 2000).

Die Ernte

Bei Sommersonnenglut ernten die Arbeiter wöchentlich. Da es nur eine Filteranlage gibt, pumpen sie die Becken nacheinander ab, aber nur zu zwei Dritteln. Der Rest der Kulturen bleibt im Becken zur Vermehrung der nächsten Generation. Das aufgefangene

Wasser fließt wieder in dieselben Becken zurück. Die hauchdünnen Spiralfäden werden mit feinen Gittersieben aus rostfreiem Stahl gefiltert. Während der Ernte mit den Stahlnetzen reinigen die Arbeiter die Algen mehrmals mit Frischwasser und konzentrieren sie danach mittels vibrierender Siebe.

Das Trocknen

Früher wurde die Spirulina gefriergetrocknet und war viel zu lange dem Sauerstoff ausgesetzt. Dies führte zu Qualitätseinbußen. Heute trocknen die großen Spirulina-Produzenten gewöhnlich im Sprühtrockner. Sie filtern die Kultur in der Regel durch Gittersiebe. Danach kommt die gebündelte Algenmasse auf vibrierende Siebe, wo die Arbeiter sie weiter konzentrieren. Zum Schluss wird das Konzentrat auf einem Vakuum-Förderband-Filter weiter entwässert. Die endgültige Paste besteht aus 15% fester Biomasse. Das aus dem Trockner kommende Algenmehl wird sofort Vakuum verpackt und zum Verschiffen gebracht.

Das Pressen der Tabletten

Bei der Herstellung von Tabletten gibt es starke Qualitätsunterschiede. Oft werden Tabletten mit billigen Bindemitteln auf rasch laufenden Maschinen in Formen gepresst und heiß ausgeworfen oder vorm Pressen mit Granulat verrührt. Damit wird das Algenkonzentrat längere Zeit dem Sauerstoff ausgesetzt. Solche Verfahren haben Einbußen von bis zur Hälfte des Carotin-Gehalts zur Folge. Du kaufst also besser keine billigen Sorten, sondern achtest auf Güte.

* 35 Arten von Spirulina wachsen in Salzseen subtropischer Breiten. Von dort stammen die Kulturen, die in Becken gezüchtet werden.

* Die Kulturen werden in der Regel mit ver-

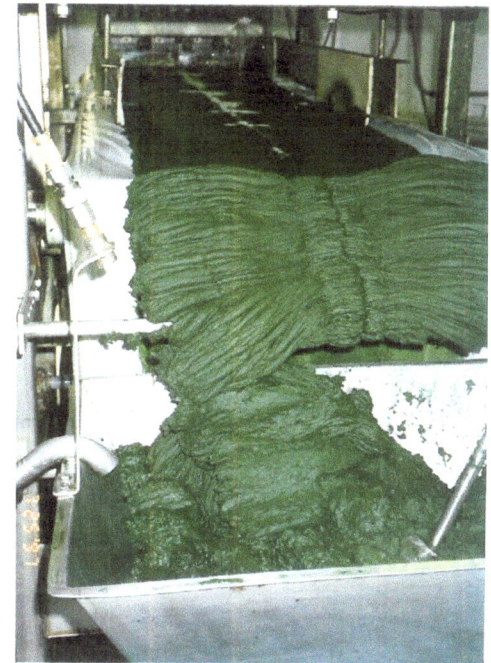

schiedenen Mineralien angereichert.

* Das langsame Trocknen an der Luft schont hitzeinstabile Vitamine.

* Spirulina-Algen von optimaler Qualität schmecken annehmbar.

* Billig gepresste Tabletten enthalten weniger Vitalstoffe.

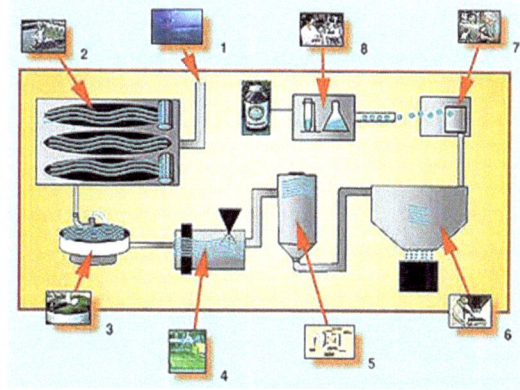

1. Tiefsee-Ressource 2. Zuchtbecken 3. Separationssektionen
4. Vakuum-Waschsystem 5. Ozean-Kalttrocknen 6. Fertigpulver
7. Kaltkompressionstablettierung 8. Extensive Qualitätsanalyse

23

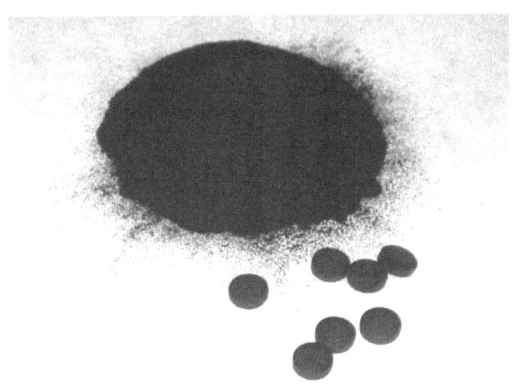

Empfehlungen zur Einnahme

Spirulina ist keine Arznei, sondern eine Nahrungsergänzung, also nicht suchterzeugend. Deshalb können alle Kinder, selbst Säuglinge, ständig täglich 2 g (4 - 6 Tbl.) nehmen.

Willst du einige Kilos loswerden, ersetzt du besser eine Mahlzeit mit einem Drink aus dem Rezeptteil mit einem Esslöffel Algenmehl. Letzteres kannst du auch einfach in Apfelbrei, Frucht- oder Gemüsesaft einrühren. Willst du zunehmen, nimmst du Spirulina nach den Mahlzeiten. Iss es besser nicht zusammen mit tierischem Eiweiß, falls die Studie mit dem Pseudo-Vitamin-B12 keine Pharma-Intrige ist und sie tatsächlich die echten B12 blockieren. Siehe S. 29 f. und S. 67. Sofern du nur noch müde herumhängst, weil dir womöglich ein Spurenelement fehlt, kannst du mit 10-15 Tabletten oder 1-2 Teelöffel Algenmehl pro Tag deine Nährstoffharmonie, Vitalität und Leistungskraft wieder finden.

Bist du krank und willst Spirulinas heilende Wirkung unter Beweis stellen, gönnst du dir 1 Esslöffel Pulver oder 30 Tabletten, am besten in 1 bis 2 Portionen als Zwischenmahlzeit. Du kannst das Mehl mit gleicher Menge geriebenen Mandeln oder Kokosnuss-Raspeln mischen, damit es sich besser mit Flüssigkeiten verbindet. Ansonsten rühre es wie Mehl mit wenig Saft, Brühe oder Wasser an. **Wichtig:** Leidest du unter Schmerzen, Hyperaktivität, Depression, Diabetes oder Bluthochdruck, konsumiere das *Grüne Gold* regelmäßig über den Tag verteilt. Neigst du dazu, das Einnehmen von Tabletten zu vergessen, verwendest du das Pulver besser in Saft, Brühe oder Brei. Der Hunger wird dich daran erinnern, mal schnell das Algenmehl in eine Banane oder halbe Avocado zu drücken bzw. eine Fruchtschnitte zu mampfen.

Wegen der Anregungen betreffend blockierender Vitamin-B12-Analoga vermeidest du besser, Spirulina mit anderer Vitamin-B12-haltiger Nahrung zu kombinieren.

Wenn dein Kopf schmerzt, die Augen brennen oder der Hals kratzt, lutschst du besser einige Tabletten. Damit können Spirulinas wertvollen Wirkstoffe besonders schnell über die Mundschleimhaut ins Blut gelangen.

* Als Nahrungsergänzung bei ausgewogener Kost 2 - 4 Tbl. oder ¼ - ½ TL Pulver in Brei oder Saft; bei einseitiger Ernährung die zwei-bis dreifache Menge

* Zur Gewichtsreduktion 8 Tbl. oder 1 TL ½ Std. vor jeder Mahlzeit mit ¼ bis ½ Liter Flüssigkeit

* Bei Unwohlsein 10-15 Tbl. oder 1 - 2 TL

* Im Krankheitsfall 30 Tbl. oder 1 EL Pulver

Welche Reaktionen können auftreten?

Spirulina ist ein Lebensmittel bzw. eine natürliche Kraftnahrung und kein chemisches Präparat. Eventuelle Nebenwirkungen des täglichen Konsums sind daher generell positiver Art: Sie zeigen dir, dass du angesammelte Gifte ausscheidest. Das könnte Unwohlsein verursachen. Deshalb ist es ratsam, wenn du dich ganz langsam an die Vitalstoffbombe gewöhnst. Sonst kann der hohe Reinigungseffekt dazu führen, dass du dich anfangs ins Nirwana pupst oder flott Rosetten-Roulette spielst. Daher beginnst du in den ersten drei Tagen mit einer und erhöhst die Dosis alle drei Tage um ½ bis eine Tablette Damit der Entgiftungsprozess optimal läuft, trinkst du am besten täglich 6 bis 8 Gläser reines Wasser ohne Kohlensäure. Cool wäre, wenn du immer eine Metall-Trinkflasche dabei hättest. Besonders im Sommer, denn Plastik gibt bei über 25°C gefährliche Stoffe ans Wasser ab; z. B. das Schwermetall Antimon und den Weichmacher Bisphenol A (BPA). Gerüchten zufolge soll der Brustkrebs der Sängerin Sheryl Crow mit dem Trinken von sonnenerhitztem Wasser aus Plastikflaschen zu tun gehabt haben. Im Auto wird H_2O oft extrem heiß.

Selbst wenn anfangs keine Nebenwirkungen auftreten, kommt es nach einigen Wochen gewöhnlich zu natürlichen Reaktionen. Denn, sofern du mindestens drei Tabletten pro Tag über 4 bis 6 Wochen nimmst, baust du deine Abwehrkräfte auf. Die gestärkte und zum Schlag ausholenden weißen Blutzellen produzieren Antikörper, die sich auf Gifte und Krankheitskeime (Antigene) stürzen. Die Makrophagen (Fresszellen) erkennen die markierten Antigen-Antikörper-Komplexe und vernichten sie. Dadurch wird das Blut mit den Trümmerteilen der Abwehrschlacht, mit abgestorbenen Erregern, Immunzellen und neutralisierten Schadstoffen überschwemmt. Es gilt nun, diesen Abwehrabfall zu beseitigen, da es sonst zu Immunkomplex- bzw. Autoimmunkrankheiten kommen kann, wie etwa chronische Magenschleimhaut- oder Colonentzündung. Übrigens:

Kürzlich haben ägyptische Forscher entdeckt, dass Spirulina sich zur Behandlung von chronischer Dickdarmentzündung besser eignet als das entzündungshemmende Medikament Sulfasalazin (Abdel-Daim et al. 2015).

Das Ausschwemmen der Immunkomplexe mit viel reinem Wasser ist nun *top priority*!

Natürlich geht der Abwehrkampf nicht unbemerkt vonstatten. Psychisch bist du zwar voll auf der Höhe. Aber du kannst Ausscheidungen haben, also mehr schwitzen, pullern oder bellen müssen. Dein Hals kann kratzen und die Rüsselpest kann kurz nerven. Diese Reaktionen sind positive Zeichen der Heilung. Vielleicht sagst du jetzt trotz aller anfänglichen Begeisterung über Spirulinas positive Wirkungen: *Na, das Zeug hilft ja auf Dauer gar nicht, denn ich hab schon wieder eine Erkältung.* Jetzt heißt es, durchhalten, denn diese Symptome sind ganz normale Reaktionen auf den durch die Alge eingeleiteten Reinigungsprozess. Er tritt gewöhnlich nach 4 - 6 Wochen ein und kann mit Silberionen (Colloidales Silber), Grapefruitkernextrakt, H_2O_2, Cranberries, Papaya, Ananas, Lapacho-Tee und mit viel reinem Wasser unterstützt werden.

Symptome, wie geschwollene Lymphknoten, Fieber, laufende Nase, Husten und Auswurf sind ganz natürliche Reaktionen des sich reinigenden Körpers.

Nach Abschluss dieser Ausscheidungsphase kann es je nach dem Grad der Vergiftung des Körpers noch ein- bis dreimal in Abständen von 4 bis 6 Wochen zu solchen Reaktionen kommen. Während der folgenden Entgiftungsphase wird dein Körper von Stoffwechselschlacken befreit. In den nächsten beiden Phasen wird dein zellulärer Stoffwechsel angeregt. Mit der gewonnenen Energie und den reparierten Zellen ist nach insgesamt 4 bis 6 Monaten das Immunsystem wieder komplett aufgebaut.

* Bei Reinigungsreaktionen, wie Blähungen oder Durchfall, mit ½ bzw. 1 Tbl. beginnen und die Dosis alle 3 Tage um ½ bis 1 Tablette erhöhen.

* 3-4 mal, jeweils nach 4-6 Wochen können Ausscheidungssymptome auftreten, z. B. laufende Nase, Kratzen im Hals oder Husten.

* Nach 4 bis 6 Monaten ist das Immunsystem wieder komplett aufgebaut.

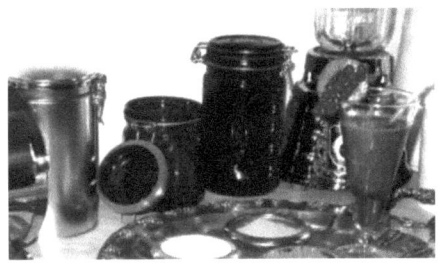

Aufbewahrung zum Schutz der Nährstoffe und Biophotonen

Natürlich gewachsene Nahrungsmittel sind Lichtträger. Sie tragen Sonnenkraft in sich und liefern dir Energie. Um diese gespeicherte Lichtenergie zu erhalten, lagerst du deine grünen Muntermacher besser luftdicht und lichtgeschützt. Schon die alten Ägypter wussten ihre edlen Essenzen und Heilmittel zu schützen. Sie nutzten zur Aufbewahrung violette, blaue oder goldene Behälter. Denn: Wertvolle Pflanzenextrakte behalten darin über längere Zeit ihre ursprüngliche Frische und Lebendigkeit. Ich verwahre Spirulina in Violettgläsern und den Vorrat zusätzlich in Metalldosen, deren Deckel durch Gummiringmetallverschlüsse bequem zu öffnen und zu schließen sind. Falsche Lagerung kann zu enormen Energieverlusten führen. Verschwende also besser kein Geld für wertvolle Substanzen, indem du den Deckel unachtsam schließt oder ungeeignete Behälter wählst.

Folgende Angaben über Spirulinas Vitalstoffe habe ich von meinem Buch *Spirulina, Überlebensnahrung...* in gekürzter bzw. leicht veränderter Form übernommen.

III. SPIRULINAS INHALTSSTOFFE

Die einzigartigen Wirkstoffe der Alge

Der bunte Baum auf Seite 6 zeigt dir Spirulinas einzigartigen *Bonbons.* Top: über 60% leicht verdauliches Eiweiß. Wegen heutiger Massenhaltung von Tieren, die unserer Ernährung dienen, gewinnt das beste pflanzliche Eiweiß an Bedeutung. Seit ca. 30 Jahren ist bekannt: Spirulina stärkt das Immunsystem und beugt Krebs vor.

Falls du weniger tief in die Materie eindringen willst, kannst du die Zusammenfassung der Kapitel lesen und das Buch deiner Ma oder deinem Pa zum Lesen geben. Kommt das nächste Spirulina-Männchen, könnte es für dich wieder interessanter werden.

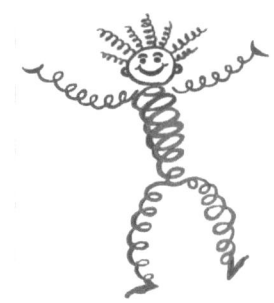

Das gespeicherte Sonnenlicht soll den wahren Wert des blaugrünen Mikroorganismus ausmachen. Doch seine hochkonzentrierten Nähr- und Heilstoffe können sich auch sehen lassen. Folgend ein Überblick über Spirulinas Pigmente, Polysaccharide, essentiellen Fettsäuren, Sulfo- und Glykolipide sowie Vitamine und Mineralien.

Phycocyan stärkt das Immunsystem, hemmt Krebs und entgiftet den Körper

Die Lebensmittelindustrie verwendet Spirulinas Blaupigment als natürliche Farbe für Nudeln, Getränke, Süßigkeiten, Kaugummi und Desserts. Es wirkt auch als Fänger Freier Radikale bzw. Antioxidantien. Unabhängige Untersuchungen belegen ihm eine entzündungshemmende Wirkung.

Phycocyan beschleunigt die Wundheilung und hilft bei der Heilung von Geschwüren. Zahlreiche Studien zeigen, dass es Viren kaltmacht, Krebs hemmt, die weißen Blutkörperchen aktiviert und für geeignete Zellkontrollfunktionen sorgt. Dadurch hemmt es Wachstum, Verbreitung und Neubildung von Krebs, sogar den besonders gefährlichen Bauchspeicheldrüsenkrebs. Dies entdeckten 2014 Renata Koníčková und ihre tschechischen Forscherkollegen. Schon nach dem 3. Behandlungstag mit Spirulina hörte der Tumor auf zu wachsen. Das bedeutet: Die Alge heilt Krebs und beugt Krebs vor. Zudem kann sie gegen Leberfunktionsstörungen eingesetzt werden. Siehe auch:

www.marianne-e-meyer.com

und gebe Bauchspeicheldrüse ins Suchfeld ein. Auch die indischen Biophysiker M. Kaur Saini und S. Nath Sanyal fanden, dass Spirulinas Blaupigment sich als natürliche Nahrungsergänzung zum Vorbeugen von Dickdarmkrebs eignet. Die chinesischen Forscher Chen und Wong stellten fest, dass die antioxidative Wirkung von Phycocyan, mit Selen angereichert (Se-PC), noch stärker war. Auch zeigte es eine starke Aktivität gegen Melanom- (schwarzer Hautkrebs) und Brustkrebszellen. Fukino und seine japanischen Forscherkollegen fanden, dass Phycocyan die Vergiftung der Niere und damit das Versagen dieses Organs verhindert.

Wir können annehmen, dass Phycocyan den gemeinsamen Ursprung des Lebens von Pflanzen und Tieren einschließlich des Menschen anzeigt. Denn die Molekularstruktur weist Magnesium wie in der Pflanzenzelle und Eisen wie in der tierischen bzw. menschlichen Zelle auf. PC ist somit offenbar der Vorgänger des Chlorophylls und des Hämoglobins. Spirulina enthält bis zu 15% Phycocyan.

In weiteren Studien in USA und Indien stellten Forscher 2007 fest, dass Spirulinas Blaupigment die Leber vor dem gefährlichen Lösungsmittel Tetrachlorkohlenstoff schützt und den programmierten Zelltod von Leberkrebszellen herbeiführt.

* Phycocyan hemmt Pankreas-Krebs bereits 3 Tage nach der Einnahme und andere Krebsarten bzw. ernste Erkrankungen.

* Spirulinas blaues Pigment entgiftet und schützt die Nieren.

* Phycocyan beugt Schwermetallvergiftung und Leberkrebs vor.

SOD, das Anti-Aging Enzym

Spirulina enthält Superoxiddismutase (SOD). Diesen Biokatalysator stellt auch der Körper zum Schutz vor schädigenden Umwelteinflüssen her. Je mehr du davon hast, desto länger lebst du und desto mehr Schutz hast du vor Radikale, wie UV- und radioaktive Strahlen, Chemikalien, Abgase, Medikamente, erhitzte Fette, Sauerstoff (z. B. Stickstoffmonoxid, Zigarettenrauch) und andere. Doch müssen dem Organismus die zur Herstellung benötigten Mikronährstoffe zugeführt werden. Spirulina enthält sie alle; die wichtigsten zur Produktion dieses Enzyms sind Zink, Kupfer und Mangan. Dazu liefert der Lichtträger aller Farben des Spektrums jede Menge Sonnenlichtteilchen. Diese von Alexander Gurwitsch 1920 entdeckten Biophotonen, bzw. ihre Speicherfähigkeit, sind für Biophotonenforscher, wie Fritz-Albert Popp und Marco Bischof ein Maß für die Qualität der Nahrung. Sie und weniger die chemischen Elemente in Spirulina, bescheren dir strahlende Gesundheit. Biochemiker und Biophysiker mögen sich darüber streiten, ob Zellen durch Mikronährstoffe aufgebaut werden oder durch Frequenzen des Lichts, also Farbe. Du bist indes bestens gewappnet, wenn du deinem Körper sonnengereifte Frischkost gönnst. Da es dokumentierte Personen gibt, die nichts essen, könnte es durchaus sein, dass uns Licht und Gase am Leben erhalten.

Studien zur Aktivität von SOD in Krebszellen haben ergeben: Der SOD-Spiegel ist bei Bösartigkeit drastisch herabgesetzt (Kugler 1994). Da die Alge dieses kraftvollste Antioxidans enthält, kann sie uns vor den Seuchen unserer Zivilisation schützen. Dr. Richard Passwater bewies in klinischen Studien: SOD wirkt besonders gegen radioaktive Strahlung. Er führte doppelblinde placebokontrollierte Tests mit an Blasentumoren leidenden Patienten durch, die sich einer Strahlentherapie unterzogen. Sie zeigten: SOD bietet einen starken Schutz gegen ionisierende Strahlen. Die Schulmedizin verwendete dieses auch als Orgotein bekannte Enzym als entzündungshemmendes Mittel. Allerdings hat sich in Studien gezeigt: Eine Ernährung mit ausreichenden Mengen von Kupfer, Zink und Mangan ist der Einnahme von SOD-Präparaten vorzuziehen. Denn die SOD-Aktivität im Gewebe zeigte sich nur bei einer Kost mit geeigneten Nährstoffen. Die medikamentöse Verabreichung blieb ohne jegliche Wirkung (a. a. O.). Dies bestätigt die Biophotonenforschung: Synthetisch ist eben nicht natürlich. Das können sich auch Sportler zu Herzen nehmen, die einen gesunden Muskelaufbau anstreben. Sportmediziner aus Taiwan testeten Spirulinas vorbeugenden Effekt auf Muskelschäden durch trainingsbedingten oxidativen Stress. 16 Schüler nahmen Spirulina 3 Wochen lang zusätzlich zu ihrer normalen Kost ein. Die Ergebnisse der Blutwerte zeigten: Die Aktivität von SOD nach der Nahrungsergänzung mit Spirulina war deutlich erhöht. Die Studie deutet darauf hin, dass die Aufnahme der blaugrünen Alge Muskel-Skelett-Schäden vorbeugt und die Erschöpfungszeit verringert (Lu et al. 2006).

* SOD wirkt verjüngend und verlängert das Leben. Spirulina enthält SOD und alle Spurenelemente zur Herstellung.

* SOD schützt gegen Vergiftungen, Strahlenschäden u. a. Radikale.

* Krebspatienten haben einen geringen SOD-Spiegel.

* Essen mit den SOD-aufbauenden Mineralien Kupfer, Zink und Mangan (Gemüse, Pilze, Haferflocken, Vollkornmehl, Fisch, Nüsse, Samen, Hülsenfrüchte) hemmen Entzündungen besser als synthetisches Orgotein.

Weitere enzymatische Heinzelmännchen

Neben SOD wirken zahllose andere Enzyme als Biokatalysatoren. Sie regulieren als Zündfunken sämtliche Stoffwechselvorgänge und alle anderen körperlichen Prozesse. Sie ermöglichen diese überhaupt erst.

Ohne diese früher als Fermente bezeichneten Beschleuniger kannst du weder denken noch atmen oder verdauen. Je weniger Enzyme du zu dir nimmst, desto weniger klappt dein Stoffwechsel. Sie helfen bei Entzündungen, Blutergüssen, Zerrungen und Gelenkentzündungen. Auch lösen sie Immunkomplexe auf (Antigen-Antikörper-Reaktion), die durch den Abwehrkampf weißer Blutkörperchen mit eindringenden Fremdkörpern entstehen.

In einem persönlichen Gespräch teilte mir Professor Günter Kahl am 22.5.2000 folgendes mit: Menschen haben etwa 100.000 Gene, Bakterien dagegen nur 2000 (*Haemophilus influenzae*) bis maximal 3000. Als Cyanobakterium besitzt Spirulina von etwa 3000 Genen grob geschätzt 2000 proteincodierende Gene. Von diesen sind ein Teil Strukturproteine, ein anderer Teil Regulationsproteine, sodass man etwa mit 1000-1500 Enzymen rechnen kann. In Wirklichkeit sind jedoch wesentlich mehr Enzyme in der Zelle. Denn zum einen gibt es mehr als ein Enzym für die gleiche Reaktion im Stoffwechsel (sogenannte Isoenzyme), zum anderen liegen die Enzyme vielfach chemisch verändert vor: Etwa durch Einführungen von Phospor- oder Acetylgruppen, um nur zwei zu nennen.

Sofern du weder Humanbiologie noch Biochemie studieren willst, kannst du von der Tiefe des akademischen Einblicks zurück zu dem kommen, was für dich wichtig ist: Spirulinas enormer Enzymgehalt schont deine Bauchspeicheldrüse, die im Leben nur eine bestimmte Menge an Enzymen herstellen kann. Ohne Frischkost bzw. Spirulina macht sie rasch schlapp.

* Spirulina besitzt ca. 2000 eiweißverschlüsselte Gene und etwa 1000-1500 Enzyme.

* Ohne Nahrungsenzyme malocht sich das Pankreas beim Produzieren der Verdauungsenzyme zu Tode und du stirbst früher.

Spirulina enthält aktives Vitamin B12

Vegetarier, Veganer, Vielfleischesser, Senioren, Alkoholiker und an chronischen Erkrankungen des Verdauungstrakts Leidende können einen Vitamin-B12-Mangel haben. Dieser kann sich durch Blutarmut (Blässe, Müdigkeit) oder neurologische und psychiatrische Symptome, wie Kribbeln, Taubheit, Schwäche, Reizbarkeit, depressive Verstimmungen und Psychosen äußern.

Viele Ernährungsexperten denken, dass nur tierische Kost Vitamin B12 (Cobalamin) enthält. Dies führt zu Unsicherheit bei den Veganern. Vitamin B12 erhältst du in der Regel von Mikroorganismen. Es ist daher auch im Cyanobakterium Spirulina enthalten, etwa so viel wie in Kalbsleber. Spuren von B12 befinden sich in Nori, Wakame und anderen essbaren Algen sowie in Miso und anderen fermentierten Soja-Produkten.

Auch Pflanzen, die auf humusreicher Erde wachsen, können Spuren des blutbildenden Vitamins enthalten; ebenso un- oder nur leicht gewaschene Wildkräuter. Du pflückst sie aber nur in abgasfreien Zonen. Auch im nicht mit Pestiziden tot gespritzten Korn leben winzige Käfer und Insekten, die das einzige wasserlösliche Vitamin, das im Körper gespeichert wird, in sich bergen. Wer dennoch Angst vor einer Mangelversorgung hat, ist mit Vitamin-12-Sublingual-Lutschtabletten oder Tropfen, am besten als Methylcobalamin, gut beraten. Noch schneller füllst du dein Depot mit Vitamin-B12-Ampullen. Ich spritze 3–4 mal pro Jahr 1500 µg Hydroxocobalamin.

Die meisten Menschen mit einem Vitamin-B12-Mangel sollen keine Vegetarier, sondern Carnivoren, also Fleischesser, Süßmäuler und ältere Menschen sein. Denn die heute üblich verzehrten Massen an Fleisch und Süßigkeiten führen zu Übersäuerung. Diese schädigt auf Dauer die Magen- und Darmschleimhäute, reduziert den der Cobalamin-Aufnahme dienenden Intrinsic-Faktor und schmirgelt die Schutzschicht der Nervenzellen ab. Dadurch kann der Darm das in der Nahrung befindliche Vitamin B12 über kurz oder lang nicht mehr aufnehmen.

Es gibt zwei Formen von Vitamin B12, die metabolisch aktive, die der Körper absorbieren und verwerten kann und die sogenannten Vitamin-B12-Analoga, die angeblich schädlich sind. Beide Formen sind in tierischen Produkten ebenso vorhanden wie in Spirulina. Studien zufolge sollen die Pseudo-B12-Vitamine die metabolisch aktiven behindern.

Andere Tests widerlegen das und wieder

andere ergaben, dass die Cobalamin-Analoga die aktiven nur bei Rohköstlern nicht behindern.

Ein weiteres Ergebnis ist, dass frische Algen echtes Vitamin B12 enthalten, getrocknete jedoch nur noch Vitamin-B12-Analoga (Yamada 1999). Die pflanzlichen Prozesse beim Trocknen scheinen hier zu chemischen Reaktionen zu führen, die das Vitamin B12 zersetzen. Wer also Spirulina selbst anbaut (siehe S.21), kann die Mikroorganismen gleich nach dem Ernten verzehren.

Beta-Carotin als Krebsprophylaxe

Studien aus aller Welt lassen erkennen, dass der Konsum von carotinreichem Obst und Gemüse das Risiko reduziert, an verschiedenen Arten von Krebs zu erkranken. Vor synthetischen Carotin-Präparaten wird aber gewarnt! Denn bei Studien in USA und Norwegen wiesen die Teilnehmer nach der Einnahme von isolierten Carotin-Präparaten ein höheres Krebsrisiko auf. Dagegen verringerte es sich nach dem Verzehr von nur einer Karotte pro Tag um 40%. Neben dem Krebsschutz sorgt Beta-Carotin auch für eine gesunde Haut und beugt Augen- und Herz-Kreislauferkrankungen vor. Da die Fettstoffwechselstörung ein Hauptrisikofaktor für Herzerkrankungen ist, untersuchten 2014 Yang und seine Forscherkollegen von der Universität in Connecticut, USA, die Auswirkungen einer Langzeit-Ergänzung von Blaualgen auf den Fettstoffwechsel. Sie fütterten männliche Mäuse 6 Monate lang mit einer durch Spirulina ergänzten Kost. Diese Tiere zeigten niedrigere Gesamtcholesterin- und Triglycerid-Konzentrationen als die Kontrollmäuse. Eine Ergänzung der Nahrung mit Spirulina kann daher eine Fettstoffwechselstörung und die damit verbundenen chronischen Leiden verhindern.

Chlorophyll entgiftet & reinigt das Blut

Der Phytonährstoff reinigt und entgiftet unsere Lebenssäfte. Wie erwähnt, unterscheidet sich das sogenannte *grüne Blut* vom roten Blutfarbstoff Hämoglobin nur durch seinen Magnesiumkern. Letzterer gibt dem Chlorophyll die grüne Farbe. Hämoglobin erhält die rote Farbe vom Eisenkern. Diese Ähnlichkeit mit dem roten Blutfarbstoff ist einer der Gründe für Spirulinas positive Wirkung bei Anämie. Denn sie ermöglicht eine Umwandlung von Chlorophyll in Hämoglobin.

Der auf die Hämoglobinbildung stimulierend wirkende Sauerstoffträger tötet feindliche anaerobe Mikroben und bindet Schwermetalle, wie z. B. Blei, Quecksilber und Cadmium. Auch scheidet es chlorierte Kohlenwasserstoffe aus. Diese Pestizide zählen zum dreckigen Dutzend des UN-Umweltprogramms. Spirulina enthält 1% Chlorophyll.

Polysaccharide helfen, den Blutzucker zu regulieren & schützen vor Darmschäden

Spirulina besteht zu 15% aus diesen hochmolekularen Kohlenhydraten, vorwiegend in Form von Rhamnose und dem Reservekohlenhydrat Glykogen. Letzteres spielt eine wichtige Rolle bei der Regulierung des Blutzuckerspiegels. Polysaccharide stimulieren auch die zelluläre Immunität, indem sie die Produktion der Makrophagen (große Fresszellen) sowie der Killer- und Helferzellen erhöhen.

1996 stellten Hayashi und Kollegen fest, dass ein Wasserextrakt der blaugrünen Alge (Calcium Spirulan) die Nachbildung von *HIV-I*, Herpes simplex und anderer Viren hemmt. Ihre antiviralen Effekte bestätigte Hayashi 2008 an der Universität Toyama, Japan, sogar in den Nachbildungsstufen nach dem Eindringen in die Zellen der Virenbildung. Calcium-Spirulan hält die Membranen der Zellen des menschlichen Immunsystems flexibel. Dadurch gelingt es den Viren nicht mehr, an den Zellwänden anzudocken und in die Zellen einzudringen. 2009 entdeckten tunesische Forscher um Majdaub den gerinnungshemmenden Faktor von Calcium Spirulan.

Neben ihrer antiviralen und antibakteriellen Aktivität beeinflussen Spirulinas Polysaccharide die Blutgerinnung. An Tumorzellen zeigten Tests von Matthias Peschanel an der Universität Kiel vielversprechende Ergebnisse. 2013 konnten Kawanishi und seine japanischen Forscherkollegen nachweisen, dass Spirulinas komplexe Polysaccharide gefährliche Hirntumore unterdrückten. Akira Tominaga und seine japanischen Kollegen von der Kochi Universität analysierten die Schädigung menschlicher Epithelzellen und deren Rekonstruktion mit Spirulinas komplexen Polysacchariden. Sie verwendeten menschliche quasi normale FPCK-1-1-Zellen aus einem Dickdarm-Polypen bei einem Patienten mit familiär bedingt vermehrtem Auftreten von zunächst gutartigen Polypen. Die Forschungen der Japaner deuten darauf hin, dass uns Spirulinas komplexe Polysaccharide zum Vorbeugen von Darmschäden nützlich sein können (2013).

Gamma-Linolensäure hemmt Entzündungen und regelt Hormone

Fettsäuren sind die Bausteine, aus denen Fette und Öle zusammengesetzt werden. Der Körper benötigt Fette, aber nur jene, die er selbst nicht herstellen kann: nämlich essentielle Fettsäuren, auch Vitamin F oder kurz EFA (essential fatty acids) genannt.

Die in Spirulina reichlich vorhandenen EFA sind Vorläufer der Prostaglandine. Letztere hormonartige chemische Substanzen agieren als Boten und Regulatoren bei den unterschiedlichsten Körperprozessen. Sie sorgen für schöne Haut und Haare sowie für niedrige Blutdruck-, Cholesterin- und Trigly-

zeridwerte. Das Gehirn benötigt EFA für eine normale Entwicklung und Funktion. Sie helfen bei Herz-Kreislauf-Erkrankungen, Candida, Ekzemen und Psoriasis.

Spirulina enthält mehr als 5% Lipide oder Fette. Es handelt sich überwiegend um essentielle Fettsäuren. In der Analyse im Anhang sind nur die wichtigsten aufgeführt: die Linol- und die Gamma-Linolensäure (GLA). Sie machen zusammen 211 mg pro Esslöffel (EL) Spirulina Pulver aus. Andere in der Alge vorhandene essentielle Fettsäuren sind DHA, Alpha-Linolensäure und Dihomogamma-Linolensäure. Gupta und seine indischen Forscherkollegen fanden 2010 heraus, dass eine Behandlung mit Spirulina das Osteoporose-Risiko durch das Anti-Diabetika Rosiglitazon reduziert.

Spirulina enthält pro Esslöffel 110 mg Gamma-Linolensäure, die sonst nur noch in der Muttermilch, in Ölextrakten der Nachtkerze, des Hanf- und Borretschsamens und in der Schwarzen Johannisbeere vorkommt. Eine 500-mg-Kapsel Nachtkerzenöl enthält 45 mg. Gamma-Linolensäure hilft beim Regulieren des gesamten hormonellen Systems.

Alkohol und tierische Fette, ausgenommen Fischöl, können einen Mangel an GLA hervorrufen. Studien zeigen, dass ein solcher Mangel zu vielen Gesundheitsproblemen führen kann. Daher ist die exzellente Nahrungsergänzung Spirulina so wertvoll.

Sulfolipide und Glykolipide wirken gegen Krebs und AIDS

40% der in Spirulina enthaltenen Lipide sind Glykolipide und etwa 2% Sulfolipide. Bei letzteren handelt es sich nachweislich um eine wertvolle Substanz für Menschen, die an Krebs oder AIDS leiden.

1989 regte das Nationale Krebsinstitut der USA (NCI) eine Studie an, bei der Gustafson und seine Kollegen folgendes feststellten: Die sulfonsäurehaltigen Anteile der Glykolipide in Spirulina zeigten sich *bemerkenswert effektiv* gegen das *Human-deficiency-Virus*: Sie schützen die T-Zellen gegen die toxische Wirkung des *HIV-1*. Mittlerweile ist ein Vierteljahrhundert vergangen. Die Tests mit Spirulina an AIDS-Patienten kannst du an einer Hand abzählen.

Terry L. Pulse führte 1989 eine Studie mit 28 Patienten durch, die an voll ausgebrochenem AIDS litten. Offenbar wollte er damit die o. g. Reagenzglasstudie an Menschen bestätigen. Bei 16 Patienten zeigten sich erhebliche Verbesserungen! 2 Patienten waren nach 180 Tagen *HIV*-negativ, später kamen noch 5 hinzu! Werden diese Erkenntnisse in der Medizin genutzt? Wird Spirulina als ein das Immunsystem stärkendes Mittel anerkannt? Nein! Wieso werden die in riesige AIDS-Fonds fließenden Mittel primär dazu genutzt, um noch mehr chemische Arzneien auf den Markt zu bringen? Doch, da wir uns via Internet über die wahren Ursachen von AIDS informieren können, haben nun viele an Immunschwäche Leidende die natürlichen Heiler entdeckt. Dadurch dient die als Liebestöter und Angstmache seit Anfang der 1980er Jahre gehandelte *Jahrhundertseuche* langsam aus. Der Zeugung künftiger Steuerzahler scheint nichts mehr im Weg zu stehen, nur die Angst vor einer unsicheren Zukunft mit schlecht bezahlten Jobs. Diese Sorge könnte allerdings durch eine wegen progressiver Arbeitsweisen notwendige Maschinensteuer und einem Bürgergeld, gepaart mit der Ablösung des komplizierten Sozialrechts, ausgeräumt werden. Mit dem Abbau der Kontrollorgane und dem Verkauf der Immobilien und Ländereien könnten sogar endlich die Staatsschulden abgebaut werden. Tipp: Spreche mit deinen Volksvertretern oder mache selbst Politik!

Geben wir unser gutes Geld für destruktive Pharmaka aus, finanzieren wir unsere eigenen Leiden und beteiligen uns an etwas, das sich zum größten Massensterben aller Zeiten entwickeln könnte. In Afrika hat es bereits verheerende Auswirkungen gezeigt. Einige Leute denken, wir brauchen die Seuchen wegen der Überbevölkerung!

Spirulinas Vitamine beugen Mangelerkrankungen vor

Im menschlichen Organismus arbeiten die Vitamine als Wirkstoffe zusammen mit den Enzymen. Sie ermöglichen den angemessenen Ablauf aller Körperfunktionen. Vitamine werden in der Regel nicht im menschlichen Körper hergestellt. Wir sollen sie vom biochemischen Standpunkt aus regelmäßig mit der Nahrung aufnehmen. Natürliche Vitalstoffe von Wild- und Heilkräutern, Baum- und Feldfrüchten sowie von Spirulina und anderen konzentrierten Nahrungsergänzungen sind den synthetischen Multivitaminpräparaten vorzuziehen. Denn: Künstliche Stoffe stehen im Verdacht, Allergien und andere Nebenwirkungen auszulösen. Auch kann es bei den fettlöslichen Vitaminen A, D, E und K zu Überdosierungen kommen, da diese vor allem in der Leber gespeichert werden. Spirulina enthält diese wertvollen Vitalstoffe in ausgewogener Zusammensetzung.

Pro-vitamin A (Carotinoide)	verhindert Nachtblindheit, beugt Augenerkrankungen vor und vermindert das Risiko, an Krebs zu erkranken.
Vitamin E (α -Tocopherol)	Als *Rostschutzmittel* schützt es Fette vorm Oxidieren und verhindert *Altersflecken*. Es verbessert die Sauerstoffaus-

wertung und wirkt sich positiv auf Blutbild, Fruchtbarkeit, Muskulatur und Gehirn aus.

Vitamin B1 (Thiamin)	fördert die Funktion von Nerven und Muskeln, einschließlich des Herzmuskels. Eine Mangelerscheinung ist die Beriberi-Krankheit. Ursache kann eine extrem einseitige Ernährung oder Alkoholsucht sein. Symptome sind Ödeme, Vergrößerung der Leber, schweres Atmen, taube Hände und Füße, Nervosität und Schwäche.
Vitamin B2 (Riboflavin)	spielt eine wesentliche Rolle beim Abbau und bei der Verwertung von Kohlenhydraten, Fetten und Eiweißen. Es sorgt für Energie, gesunde Haut und Augen. Alkohol, Antibabypille und Antidepressiva können folgende Mangelerscheinungen hervorrufen: spröde Lippen, wunde Mundwinkel, Lichtempfindlichkeit und Sehschwäche.
Vitamin B3 (Niacin)	Nicotinsäure und Nicotinamid können aus der Aminosäure Tryptophan gebildet werden. Niacin ist am Funktionieren des Nerven- und Verdauungssystems sowie am Hirnstoffwechsel beteiligt. Es wirkt gefäßerweiternd und ist wichtig für die Zellatmung und -energie. Ein Mangel kann zu

Pellagra führen; Symptome: Pusteln, Durchfall, Kopfschmerzen und Depression.

Vitamin B5 (Panthothensäure)	Das Anti-Stress-Vitamin ist bei der Produktion entzündungshemmender und nahrungsverwertender Kortikoide und der Geschlechtshormone beteiligt. Es stärkt die Abwehrkraft und macht fit und schlank. Wer Fertiggerichte, Weißmehl, Zucker und Alkohol konsumiert, kann einen Mangel an Vitamin B5 entwickeln. Mangel-Symptome sind: Müdigkeit, Kopfschmerzen, Übelkeit, Kribbeln, Taubheitsgefühl, Bauchschmerzen, Muskelkrämpfe und Anfälligkeit für Atemwegsinfektionen.
Vitamin B6 (Pyridoxin)	ist an der Eiweiß- und Fettverdauung beteiligt. Es fördert das Wachstum, sorgt für gute Nerven, wirkt entwässernd und stärkt die Immunabwehr. Bei extremer Eiweißzufuhr, starkem Alkoholkonsum und starker körperlicher Belastung oder durch Einnahme von Antibabypillen und Schmerzmitteln kann es zu einem Mangel kommen. Symptome: Entzündlich veränderte Mundwinkel, Infektionsanfälligkeit, Reizbarkeit und Niedergeschlagenheit sowie schlechte Haut.

Vitamin B12 (Cobalamin)	wird von Mikroorganismen gebildet und als einziges wasserlösliches Vitamin im Körper gespeichert. So kann die Versorgung über Jahre hinweg gesichert sein, falls keine massiven Magen- oder Darmschäden vorliegen. Letztere könnten das Fehlen des Intrinsic-Faktors, ein zur B12-Resorption benötigtes Glykoprotein, zur Folge haben. Cobalamin fördert die Produktion der roten Blutkörperchen im Knochenmark, sorgt für ein funktionierendes Nervensystem und wird bei der Zellteilung und zur Aktivierung der Folsäure benötigt. Mangelerscheinungen: Haut-/ Schleimhautschäden, Nervenstörungen, Blutarmut, Blässe, Appetitlosigkeit, Darmschäden, Durchfall, Reizbarkeit, Müdigkeit
Biotin (Vitamin H)	ist wichtig für die Haut, den Haarwuchs und das Zentralnervensystem. Es hilft, Muskelschmerzen zu lindern. Ein Mangel ist meist die Folge einer geschädigten Darmflora.
Inositol	wirkt gegen Nervenschwäche und Angstzustände. Es hilft bei Störungen des Leberstoffwechsels, besonders bei Fettleber. Inositol regt die Magen- und Darmtätigkeit an, verhindert Arteriosklerose und wird für die Spermienbildung gebraucht.
Folsäure	ist wichtig für Gehirn, Wachstum und Reproduktion. Es verhindert Fehlgeburten und Schäden des Fötus. F. sorgt für die Produktion roter Blutkörperchen und für ein funktionierendes Nervensystem. Ein Mangel dieses Vitamins, kombiniert mit Eisenmangel, ist in den westlichen Industrieländern der häufigste Vitaminmangel. Verursacht wird er durch Alkohol- und Tablettenkonsum sowie durch das Kochen und Braten der Kost.

Spirulinas Mineralien alkalisieren und harmonisieren

Pflanzen brauchen zum Wachsen die Elemente des Staubs, der sich über Jahrmillionen hinweg aus abgetragenem Gestein gebildet hat. Wir brauchen pflanzliche Mineralstoffe für eine ausgewogene Komposition von Körperflüssigkeiten, für den Aufbau der Knochen und des Blutes sowie für einen geregelten Spannungszustand von Muskeln und Herz-Kreislauf-System. Wie die Vitamine wirken die Mineralien als Coenzyme. Sie sind an allen enzymatischen bzw. katalysatorischen Aktivitäten beteiligt und helfen dem Körper, seine Funktionen zu erfüllen. Fehlt ein einziges Salz, verändert sich das Verhältnis zu den anderen Salzen. Bleibt das Ungleichgewicht unkorrigiert, kann die darauf folgende Kettenreaktion zu Erkrankungen führen. Spirulina enthält ein ausgewogenes Sortiment von Mineralien und Spurenelementen in biologisch verfügbarer Form. Nur pflanzlich verstoffwechselte Mineralien werden vom menschlichen Organismus optimal absorbiert. Dagegen verursachen Mineralsalzpräparate oft Ablagerungen und Entzündungen. Außer von Spirulina können wir basische Stimmungsaufheller auch von grünblättrigen Pflanzen beziehen, vor allem von Wildkräutern. Doch wir wohnen selten nah an abgasfreien Wiesen, um uns täglich damit versorgen zu können. Deshalb können wir uns glücklich schätzen, dass Spirulina folgende Mineralien ohne Abgase und Pestizide liefert:

Calcium	bildet feste Knochen und Zähne, sorgt für den regelmäßigen Herzschlag und für die Übertragung von Nervenimpulsen. Es senkt den Cholesterinspiegel und beugt Krebs, Osteoporose und Herz-Kreislauferkrankungen vor. C. aktiviert diverse Enzyme und ist an der RNS-DNS-Strukturierung beteiligt.
Chrom	schützt die Herzkranzgefäße, sorgt für Energie, gleicht Blutzuckerschwankungen aus und beugt Arterienverkalkung vor. C. fördert den Abbau von Fett und Muskelgewebe, kann gegen Osteoporose helfen und zur Lebensverlängerung beitragen.
Eisen	transportiert Sauerstoff zu den Zellen und sorgt für den Abtransport von Kohlendioxid zur Lunge. Es ist unerlässlich für die Bildung des roten Blutfarbstoffs Hämoglobin und des Muskelfarbstoffs Myoglobin. Das Blut bildende Salz beugt Anämie vor und stärkt das Immunsystem.
Germanium	ist wichtig fürs Gehirn und hilft gegen degenerative Erkrankungen. Es leitet Cadmium und Quecksilber aus, fördert die Sauerstoffversorgung des Gewebes und beugt somit Schlaganfällen vor. Ebenso können mit Germanium Verbesserungen bei Arthritis, Krebs, Candida, chronisch-viralen Infekten und AIDS erreicht werden.
Kalium	sorgt für gesunde Nerven und reguliert Wasserhaushalt, Blutdruck und Herzschlag. Es hilft, Schlaganfällen vorzubeugen und angemessene Muskelkontraktionen zu fördern. Diuretika, Durchfälle, Erbrechen und Abführmittel können zu Kaliumverlust führen.
Kupfer	ist ein wesentlicher Bestandteil vieler Enzyme. Es hilft beim Aufbau der Knochen, der roten Blutkörperchen und des Hämoglobins. Zusammen mit Zink und Vitamin C bildet es Elastin. K. hilft gegen Osteoporose, ist an der Färbung von Haut und Haaren sowie am Geschmack beteiligt. Es sorgt für starke Nerven und Gelenke.
Lithium	zählt zu den Psychopharmaka und wird zum Vorbeugen und Behandeln manisch-depressiver Zustände eingesetzt.

Magnesium	bildet Knochen und Zähne; es sorgt für adäquate Muskelkontraktion. M. hilft, Nervenimpulse zu übertragen und Energie produzierende Enzyme zu aktivieren. Es hilft, den pH-Wert im Normbereich zu halten und beugt Herz-Kreislauferkrankungen, Osteoporose & einigen Krebsarten vor. Das basische Salz sorgt für gute Laune und stabile Nerven.
Mangan	wird für den Eiweiß- und Fettstoffwechsel, ein gesundes Immunsystem, gesunde Nerven, die Energiegewinnung, das Knochenwachstum und die Reproduktion gebraucht. Mangan hilft, Knorpel und Gelenkschmiere aufzubauen.
Molybdän	sorgt in Minimaldosen für den Stickstoffmetabolismus und hilft in den letzten Stadien der Umwandlung von Purinen in Harnsäure. Ein Mangel kann zu Krebs oder zu Mund- und Gaumenbeschwerden führen.
Selen	erhält zusammen mit Vitamin E Herz und Leber gesund. Als kraftvolles Antioxidans verhindert es das Oxidieren von Fetten und die Bildung von Freien Radikalen. S. beugt einigen Tumorarten vor. Es sorgt für eine funktionierende Bauchspeicheldrüse und für die Elastizität des Gewebes.
Zink	sorgt für die Proteinsynthese, den Collagen-Aufbau und ein gesundes Immunsystem. Es fördert die Wundheilung und ist wichtig für die reproduktiven Organe. Zink schärft den Geschmacks-/Geruchssinn und beugt Adernverkalkung und Krebs vor.

Spirulinas geniales Aminosäurenprofil

Um uns vor einem Mangel an diesen Eiweißbausteinen zu schützen, konsumieren wir besser kontrolliert biologische Lebensmittel und die schadstofffrei gezüchtete eiweißreiche Alge als Nahrungsergänzung. Fehlt eine einzige Aminosäure, kann der Körper keine ordentlichen Proteine aufbauen. Dies kann zu Wachstumsproblemen, Verdauungsbeschwerden oder Depressionen führen. Solche Störungen können auch bei einer ausgewogenen Ernährung auftreten, die genügend Protein enthält. Der Mangel an verfügbaren essentiellen Aminosäuren kann ganz andere Ursachen haben; z. B. Tablettenkonsum, Infektionen, gestörte Absorption oder traumatische Ereignisse. Hier ist Spirulinas entgiftende, entzündungshemmende, verdauungsfördernde und stimmungsaufhellende Wirkung besonders von Vorteil. Sie enthält alle essentiellen Aminosäuren, genau in der Zusammensetzung des menschlichen Körpers und seiner Bedürfnisse. Sie sind für folgende Funktionen verantwortlich: Proteinaufbau, Blutbildung, Wachstum, Heilung und Reparatur des Muskelgewebes, Aufbau der Knochen, des Collagens und des Bindegewebes, Stabilisieren des Blutzucker- und Energiepegels sowie des Hormonhaushalts, Stärkung des Nerven- und des Immunsystems u.v.a.m.

Folgend erfährst du, dass Krankheiten generell eine Vergiftung des Körpers sind und Heilung durch Entgiftung erfolgt.

IV. SPIRULINAS GESUNDHEITS-FÖRDERNDE EFFEKTE

Warum leben wir heute länger?

Ich werde öfter gefragt, wenn Umweltgifte und Ernährung so schlecht für uns sind, warum leben wir heute länger als zu Zeiten, wo die Nahrung noch natürlich war? In der Tat ist die Lebenserwartung höher als vor 100 Jahren. Aber zu welchem Preis? Sieh dich doch mal in Altenpflegeheimen um und urteile selbst, ob die Menschen dort wirklich leben oder nur langsam und qualvoll sterben. Warum wir heute länger leben, lässt sich anhand der Statistik beantworten: Chinesen und US-Amerikaner haben etwa die gleiche Lebenserwartung. Mit einem Unterschied: Die Amerikaner haben ab dem 50. Lebensjahr ein deutlich höheres Risiko, an Allergie, Alzheimer, Herz-Kreislaufversagen, Krebs, Parkinson, Rheuma und anderen modernen Seuchen zu erkranken. Als Unterschied zwischen den beiden Nationen hat die Statistik die Konservierung der Lebensmittel bzw. die Nahrungschemie entdeckt. Während die Amerikaner schon lange von konservierter Nahrung existieren, lebten die Chinesen bis vor einigen Jahren ausschließlich von frischer oder natürlich haltbar gemachter Kost. Das bedeutet: Konservierungsstoffe machen neben der Nahrung auch ihre Verbraucher haltbar. Da künstliche Stoffe aufgrund ihrer zu großen Moleküle von den Zellen weniger gut aufgenommen werden als natürliche, lagern sie sich im Körper ab und verursachen gesundheitliche Probleme.

Dies ist die ganze traurige Wahrheit und beantwortet die Frage nach dem längeren Dahinsiechen *zivilisierter* Menschen und daraus resultierender ökonomischer Probleme.

Wie kann dir der spiralförmige Mikroorganismus helfen, gesund alt zu werden? Ein immer dichteres Netz wissenschaftlicher Untersuchungen bestätigt seine Wirkungsvielfalt. Universitätskliniken und Forschungszentren rund um den Globus testen die urgesunde Lichtnahrung auf ihre Heilwirkungen hin, und die Ergebnisse sind mehr als vielversprechend. Doch:

Bevor du Spirulina im Krankheitsfall einsetzt, ist eine Darmsanierung dringend angeraten. Denn nur wenn die Darmwände durchlässig sind, können sie die wertvollen Nährstoffe des Mikroorganismus vollständig absorbieren. Ansonsten scheidest du sie als „kostbaren Kot" oder „teuren Urin" aus. Viele Krankheiten basieren auf verschlackten Darmwänden. Diese Verkrustungen gilt es zu lösen. S. S. 15

Spirulina stärkt das Immunsystem

Unzählige internationale Studien ergaben: Die natürlichen orangeroten, blauen und grünen Pigmente der Alge, Beta-Carotin, Phycocyan und Chlorophyll stimulieren das Immunsystem und die Zellkontrollfunktion bzw. Zellkommunikation. Sie zerstören selektiv Krebszellen und wirken als Antioxidantien. Mishima und Kollegen stellten 1998 fest: Ein sulfiertes Polysaccharid von Spirulina (Calcium spirulan) hemmt die Invasion und Metastasierung von Tumoren.

Weitere immunstimulierende Bestandteile sind Eisen, Germanium, Mangan, Zink und unzählige Enzyme. Sie hemmen Entzündungen und lösen Immunkomplexe auf. Auch Vitamin B6 (Pyridoxin) hilft bei Immunfunktionen und bei der Antikörperproduktion. Der hohe Gehalt des kraftvollen Antioxidans Vitamin E, die entzündungshemmende Gamma-Linolensäure sowie die Aminosäuren Lysin, Methionin und Threonin erhöhen und aktivieren die Immunzellen: Somit stärken sie die Abwehrkräfte.

1987 fanden japanische Forscher heraus: 5% Spirulina in der Nahrung erhöhte die Laktobakterien in einem untersuchten tierischen Darmabschnitt um das dreifache der Kontrollgruppe. Die nützlichen Mikroorganismen der Darmflora machen eindringende Keime unschädlich. Besonders chemische Arzneien zerstören diese zum natürlichen Schutzschild unseres Körpers gehörenden *freundlichen* Bakterien. Daher ist der Konsum von Spirulina besonders wichtig, wenn chemische Medikamente, wie etwa Schmerzmittel oder Antibabypillen, eingenommen werden. Dänische Forscher um Morten Lobner geben *nomen est omen* das lobende Beispiel einer Studie, ohne die Kreatur zu quälen: Sie ermittelten 2008 bei 11 Männern eine veränderte Antwort weißer Blutkörperchen auf zwei Antigene: Candida albicans und Tetanus Toxoid. Das verabreichte Spirulinaprodukt rief eine starke temporäre Immunantwort hervor, offenbar durch das Erzeugen eines vorentzündlichen Stadiums.

Javier Marin-Prida und sein kubanisches Team bestätigte eine Immunreaktion gegen durch H_2O_2 und Glutamat herbeigeführte Zellschädigung bei Ratten. Sie stellten fest, dass Spirulinas Phycocyan das Überleben der Zellen fördert. Es korrigiert Immun- und Entzündungsgene und oxidative Stress-Marker bei akuter Minderdurchblutung von Rattengehirnen. Diese Ergebnisse legen nahe, dass Phycocyan das Potential zur Behandlung von ischämischem, also durch Minderdurchblutung verursachten Schlaganfall besitzt (2013).

* Spirulina vermehrt und aktiviert weiße Blutzellen und zerstört Krebszellen.

* SOD und andere Enzyme wirken als kraftvolle Antioxidantien; sie hemmen Entzündungen und lösen Immunkomplexe auf.

* Die Alge baut die Darmflora auf und stärkt die Abwehrkräfte.

Spirulina entgiftet & schont die Nerven

Gifte können zu zahlreichen sogenannten Zivilisationserkrankungen führen, wie z. B. MS, Parkinson, AIDS, Alzheimer, Neurodermitis oder Gürtelrose: ganz gleich, ob sie dem Körper über längere Zeit in kleinen Dosen oder auf einmal zugeführt werden. Künstliche Stoffe überfordern das Immunsystem, führen zu chronischer Müdigkeit, Belastungsschwäche bzw. wirken schädigend auf die Nerven. Forscher der Pharmazeutischen Fakultät der Universität Madrid sehen in Spirulina ein nützliches Mittel zur Entwicklung einer neuen Behandlung neurodegenerativer Störungen, wie etwa Alzheimer oder Parkinson (Bermejo-Bescos et al. 2008).

Dass Spirulina Schwermetalle sowie Stoffwechsel- und Chemiegifte ausscheidet, wiesen Fukino und anderen Forscher mehrfach wissenschaftlich nach. Siehe Kapitel *Entgiften mit Spirulina*. Wer mit Pestiziden arbeitet oder viel gespritztes Gemüse isst, sollte in jedem Fall Spirulina zu sich nehmen und viel reines Wasser trinken. Auch dann, wenn sich Parkinson, MS oder andere moderne Seuchen schon entwickelt haben. Die Übersäuerung der Körpersäfte führt dazu, dass die kristallisierten Säuren die feinen Nervenenden abschmirgeln und Entzündungen der Nerven verursachen.

Folge: Die neurale Funktion wird eingeschränkt und die Impulsübertragung vom Gehirn zu den Muskeln unterbrochen.

Indische Forscher fanden heraus, dass Spirulina die Vergiftung durch Fluorid mindert (Banji, 2013). Siehe auch Kapitel: *Der blaugrüne Lichtträger hilft bei AIDS*.

Das in Spirulina enthaltene Vitamin B_6 (Pyridoxin) stützt das Nervensystem, und Vitamin B_{12} (Cobalamin) baut die Schutzschicht der Nervenzellen auf. Spirulinas Glykolipide sind ebenso nützlich für die Myelinscheiden des Nervengewebes. Spirulinas Mineralien Calcium und Magnesium bauen Stresssäuren ab, helfen gegen Niedergeschlagenheit und sorgen für gute Nerven. Siehe Kapitel *Seelenbalsam für die neue Zeit.*

* Gifte im Körper können zu MS, Parkinson, Alzheimer u. a. Leiden führen.

* Spirulina hilft beim Ausscheiden von toxischen Salzen und Schwermetallen.

* Das *Grüne Gold* baut die Schutzschicht der Nervenzellen auf.

* Die Basenkost beugt Übersäuerung und Nervenschäden vor.

Rasche Wirkung bei allergischen Reaktionen

Auch Allergien deuten darauf hin, dass der Body schon bis zur Halskrause vergiftet und verschlackt ist. Wenn du chemische, die Histaminproduktion hemmende Arzneien (Antihistaminika) nimmst, belastest du den Organismus zusätzlich. Natürlich wehrt sich das Immunsystem, denn es ist seine Aufgabe, alle fremden Stoffe, die nicht in den Körper hinein gehören, unschädlich zu machen und über Haut, Atemwege, Darm oder mit dem Urin auszuscheiden. Daher ist es sinnvoll, bei Überempfindlichkeiten die antiallergisch wirkende Schraubenalge regelmäßig zu verwenden. Siehe auch Seite 57.

Neben Umweltgiften und Lebensmittelchemie gibt es einen weiteren Grund für die Zunahme an Allergien. Früher haben Kinder ständig Sauerampfer, Butterblumen, Gänseblümchen, Löwenzahn, Wegmalven, Ackerwinden und andere essbare Pflanzen gemampft. Der auf Kräutern sitzende Blütenstaub macht uns unempfindlich, er wirkt desensibilisierend. Das heißt, wenn du stets geringe Mengen davon aufnimmst, hast du dich bis zur Zeit, wenn die Pollen dir vor der Nase herum schwirren, schon so sehr daran gewöhnt, dass sie dich kaum noch zum Niesen bringen.

Aus eigener Erfahrung weiß ich, wie rasch Spirulina bei Überempfindlichkeitsreaktionen für Erleichterung sorgt. Ohne den natürlichen Heiler würde ich unter schwerem Heuschnupfen, Nahrungschemie- und Tierhaarallergie leiden. Verwende ich ein paar Tage lang kein Spirulina, jucken meine Augen beim Streicheln von Katzen und Kaninchen. Oder ich habe das Gefühl, an Schleim zu ersticken, wenn ich künstliche Stoffe aus der Nahrung aufnehme. Lutsche ich 3-4 Spirulina-Tabletten oder trinke Fruchtsaft mit etwas Pulver, bin ich nach 2-3 Minuten wieder beschwerdefrei. Allerdings nehme ich Spirulina relativ regelmäßig. Wenn du damit anfängst, kann es 3-4 Wochen dauern, bis du dieselbe Wirkung hast.

Spirulina und Wasser bringen Personen mit Asthma und Allergie rasche Erleichterung. Nur bloß kein Blubberwasser. Kohlensäure, also in Wasser gelöstes CO_2 gehört nicht in den Körper, deshalb rülpst du gleich nach dem Trinken. Trinkst du H_2O ohne Kohlensäure, drosseln deine Zellen die Histaminproduktion. Zusammen mit Spirulina gehst du an die Wurzel allen Übels. Denn diese beiden Naturheiler entgiften den Organismus, wie in Kapitel *Das Grüne Gold schützt Leber und Nieren* gezeigt.

Rund um den Globus wurde die Alge auf ihre anti-allergischen Effekte getestet. 2001 fanden Mainzer Forscher heraus, dass Zink in Kombination mit der Aminosäure Histidin den Heuschnupfen stoppen kann. Prof. Rudolf Schopf hält den Mangel an Zink insofern mitverantwortlich am Heuschnupfen, als das Mikroelement direkt anti-allergische Eigenschaften habe. Spirulina enthält Zink, Histidin und eine Reihe anderer gegen Allergien wirkende Substanzen.

Die südkoreanischen Forscher Yang, Lee und Kim stellten 1997 fest, dass Spirulina sogar lebensrettend wirken kann. Bei einer Dosis von 0,5 bis 1 g pro Kilo Körpergewicht unterdrückt es komplett den anaphylaktischen Schock. Wenn du gegen Penicillin oder Wespenstiche allergisch bist, hast du besser genug Spirus zur Hand. Sie helfen auch bei anderen allergischen Reaktionen dieses Allergie-Typs I, wie Heufieber, Tierhaarallergie, Asthma und Nesselsucht.

1998 bewies Kim Spirulinas hemmenden Effekt von durch Mastzellen vermittelte allergische Reaktionen des Soforttyps.

2005 demonstrierten kalifornische Forscher um Mao den Nutzen von Spirulina bei Patienten mit allergischem Schnupfen. 2008 stellten Cemal Cingi und seine türkischen Forscherkollegen in einer doppelblinden, placebokontrollierten Studie Spirulinas Wirksamkeit ebenso bei allergischer Rhinitis fest. Die Symptome, wie Nasenausfluss, Niesen, verstopfte Nase und Juckreiz verbesserten sich in der Spirulina-Gruppe deutlich im Vergleich zu Placebo.

* Allergien deuten auf die Vergiftung und Verschlackung des Körpers hln.

* Spirulina lindert Heuschnupfensymptome, wie Nasenausfluss, Niesen & Juckreiz.

* ½ bis 1 g Spirulina pro kg Körpergewicht unterdrückt den anaphylaktischen zu 100%.

Spirulina löst Schilddrüsenprobleme

Viele körperliche und psychische Probleme beruhen auf Funktionsstörungen der Schilddrüse. Ich kenne mehrere Personen, die ihre Leiden mit Spirulina heilten. Auch ich bekam eine auf Jodmangel beruhende Unterfunktion mit Spirulina-Plus von drhittich.com

in den Griff. Die mit der Wildalge Lithothamnion calcareum und Curcuma-Extrakt versetzte Sorte eignet sich für Bewohner jodarmer Regionen. Bei Hashimoto hilft die übliche jodfreie Spirulina. Indische Forscher testeten Schilddrüsen-Fehlfunktionen und fanden heraus, dass die Ergänzung der Nahrung mit Spirulina während der Schwangerschaft das Risiko der Fluorid-Vergiftung bei den Nachkommen reduziert (Banji et al. 2013; siehe auch Seite 38).

Krebswachstum stoppt nach 3 Tagen

Jeder vierte Deutsche stirbt an Krebs. Wird dir diese Diagnose eröffnet, brauchst du nicht zu verzweifeln. Krebs ist ein Hilfeschrei deines Körpers. Er will dich darauf aufmerksam machen, dass du ihm zu viel des *Guten* zugemutet hast. Bei der Diagnose Krebs verzichtest du bis zur Heilung auf tierische Fette und Süßwaren, konsumierst 2 bis 3 Esslöffel Spirulina-Pulver täglich und trinkst 2 bis 3 Liter aktiviertes Wasser (Meyer 2014). Denn: Tierische Fette und Zucker fördern Entzündungen und schwächen unsere Abwehrkräfte. Spirulina und optimales Wasser sind Allroundheiler.

Wir belasten uns mit UV- und radioaktiven Strahlen, Elektrosmog, Nahrungsmittel- und Haushaltschemie. Unser Leitungswasser enthält Schwermetalle, Uran, Nitrat, Pestizide und krebsfördernde bzw. antibiotische Arzneien, denen Kläranlagen kaum etwas von ihrer Schädlichkeit nehmen können. Mit natürlichen Mitteln haben wir die Chance, den kranken Auswüchsen unserer Zivilisation beizukommen. Spirulina erwies sich in unzähligen Studien als exzellentes Nahrungsheilmittel zur Krebsvorbeugung und -heilung. Denn:

Der blaugrüne Mikroorganismus enthält zahlreiche Substanzen mit Anti-Krebswirkung. Er wirkt sich höchst positiv auf die Produktion des Tumor-Nekrose-Faktors (TNF) aus. Das gewöhnlich von aktivierten Makrophagen (große Fresszellen) gebildete Protein mit anti-tumoraler Wirkung löst selektiv Tumorzellen auf. Sofern du sie nicht durch zu viele Genussmittel, chemische Arzneien und giftige Substanzen inaktivierst.

Bereits eine geringe Dosis Spirulina kann einen erheblichen Heileffekt haben. Dies haben die indischen Forscher um Babu Mathew bewiesen. Sie gaben 44 Pan-Tabakkauern aus dem südindischen Staat Kerala, die an einem Vorstadium von Zungenkrebs litten, täglich nur ein Gramm Spirulina. Die Kontrollgruppe der Tabakkauer erhielt ein Scheinmedikament. Von den Teilnehmern, die Spirulina erhielten, waren ein Jahr später 20 ganz ohne Krebszellen.

In Indien wird fast an jeder Straßenecke Pan angeboten. Die Alkaloide dieser in Tabakblätter eingewickelten Betelnüsse mit scharfer Chilisauce wirken anregend. Während einer Indienreise probierten wir dieses feurige Genussmittel und sahen danach wie Vampire aus. Unter der indischen Bevölkerung kursieren viele Witze über Pan-Tabakkauer und ihre *Blutschnuten*.

Von den 43 Personen der Placebo-Gruppe waren nur 3 geheilt! Es kostet also nicht viel, Krebs vorzubeugen und zu heilen!

Bereits Anfang der 1980iger wurde erkannt, dass das blaue Proteinpigment Phycocyan die Aktivität der Lymphozyten steigert. Letztere weiße Blutzellen, unsere Körperpolizei, bilden einen Schutz gegen die Entwicklung von Tumoren. 1995 demonstrierten Qureshi et al., dass ein wasserlöslicher Extrakt von Spirulina die Abtötung von Tumorzellen durch natürliche Killerzellen erhöht.

2007 stellten Roy und Kollegen fest: Spirulinas Phycocyan bewirkt den programmierten Zelltod von Leberkrebszellen. Der Mikroorganismus eignet sich somit als Mittel gegen Krebs bei Leberkarzinom. Auch Orie Joshinari und ihr japanisches Team von der Universität Yamagata bestätigten 2013, dass die Mikroalge die Leber schützt. Aufgrund ihres hohen Beta-Carotin-Gehalts wurde sie auf ihre Anti-Krebs-Wirkung an der Harvard University School of Dental Medicine (Zahnmedizinische Universität) in Boston getestet. In drei unterschiedlichen Untersuchungen in den Jahren 1986, 1987 und 1888 konnten Schwartz und Shklar zeigen: Spirulina reduziert die Anzahl und Größe von Tumoren und bremst die Entstehung bzw. verhindert die Entwicklung von Krebs. Die Forscher stellten fest:

Krebsgeschwüre werden im Anfangsstadium vermutlich durch eine Immunreaktion zerstört.

Neuere Untersuchungen ergaben, dass Spirulina gegen chemisch herbeigeführten Brustkrebs bei Ratten wirkt (Ouhtit et al. 2014) und bereits nach dem dritten Tag der Einnahme den so gefährlichen Bauchspeicheldrüsenkrebs hemmt (Koníčková et al, 2014; siehe auch S. 37). Da mein entfernter Verwandter Terry Melcher an Hautkrebs starb, freut es mich besonders, noch diese Studie gefunden zu haben:

Flandiana Yogianti und ihr indonesisches und japanisches Team stellten im Mai 2014 Spirulinas Antitumor-Wirkung gegen UVB-Bestrahlung der Haut fest. Es wäre für Mensch und Tier erträglicher, den nebenwirkungsfreien Mikroorganismus vor allem an Menschen zu testen, ohne den Tieren unnötiges Leid zuzufügen. Denn als Ergänzung traditioneller drastischer Maßnahmen hilft *das Blaugrüne Wunder*, die Haut,

Schleimhäute und Haare zu schützen. Sie leiden gewöhnlich unter Chemotherapie und Strahlenbehandlung. Dies kann Herr D. Alberts bestätigen. Bei ihm war Lungenkrebs diagnostiziert worden. Während seiner fünf Chemos und dreißig radiologischen Behandlungen gab ihm seine Frau Spirulina. Im Gegensatz zu anderen Krebspatienten, die auch mit Strahlen therapiert wurden, konnte Herr A. sein Gewicht halten und sah besser aus. Spirulinas Zellwände bestehen aus weichen, löslichen Mukopolysacchariden (Hyaluronsäure). Daher ist es trotz des hohen Eiweißgehalts von rund 60% enorm schnell verdaut. Für die meist appetitlosen Kranken ist dies von Vorteil. Ihr Abwehrsystem hat schon genug zu tun, um Krebszellen abzutöten, Gifte auszuscheiden und Abwehrzellen zum Kampf gegen eindringende Erreger zu mobilisieren. Die komplexe Arbeit der Nahrungsaufspaltung in den für das Blut aufnahmefähigen flüssigen Zustand bedeutet eine weitere erhebliche Anstrengung. Dies muten wir besser keinem kranken Organismus zu. Dagegen gelangen die Supernährstoffe der Mikroalge bereits durch die Mundschleimhaut ins Blut und stellen ihre aktivierende und heilende Wirkung unter Beweis. Vor wenigen Monaten bestätigten die indischen Forscher Saini und Sanyal, dass Spirulina bzw. C-Phycocyanin die Geschwulstbildung hemmt und gegen Darmkrebs wirkt (2015).

* Bei der Diagnose Krebs: Unbedingter Verzicht auf Tierfette und Zucker!

* Spirulina fördert die Abtötung von Tumorzellen durch Killerzellen; ihr Blaupigment eignet sich als Antikrebsmittel bei Leberkarzinom.

* Der Mikroorganismus reduziert die Nebenwirkungen von Chemotherapie und Strahlenbehandlung. Spirulina schützt die Haut, Schleimhäute und Haare.

* Die blaugrüne Alge bietet das zum Muskelaufbau notwendige Eiweiß in höchster Konzentratration (rund 60%) und in leicht verdaulicher Form.

Der blaugrüne Lichtträger hilft bei AIDS

Wir alle können AIDS bekommen, nicht nur Heroinsüchtige und Homosexuelle. Wie der Name *Acquired Immuno-Deficiency Syndrom* sagt, handelt es sich um einen erworbenen Immunmangel. Es dauert Jahre, bis das Immunsystem zerstört ist. Dies geschieht, wenn wir dem Körper die nötigen Nährstoffe verweigern oder ihm widernatürliche Substanzen zumuten. Deutlich wird dies durch den Morbidity and Mortality Weekly Report von 1982. Dieser zeigt, dass in den ersten Städten, in denen das Trinkwasser fluoridiert wurde, also in New York, San Francisco und Miami, viermal mehr Fälle von AIDS auftraten als in den zu dieser Zeit noch nicht fluoridierten Städte Newark, Houston und Los Angeles.

David Banji und seine indischen Kollegen fanden 2013 heraus, dass eine Ergänzung mit Spirulina während der Schwangerschaft das Risiko von Fluorid Toxizität bei den Nachkommen von Ratten reduzierte.

Wenn wir also in Wasser, Salz und Zahnpasta dem Körper Fluorid zuführen, wären wir gut beraten, regelmäßig Spirulina zur Entgiftung zu konsumieren.

Alternativmediziner, wie etwa Dr. Matthias Rath sowie viele Mikrobiologen und Impfkritiker sehen die Ursache von AIDS in einem Vitaminmangel. Vor einiger Zeit sah man im TV einen Mann in einer Frankfurter Wohnanlage für AIDS-Patienten. Er briet wie jeden Tag eine Pfanne voller Steaks, aß weder Salat noch Gemüse dazu und wunderte sich, dass er von all dem toten Fleisch keine Kraft bekam! Dass zu viel rotes Fleisch Saft und Kraft raubt, haben auch Rikschafahrer festgestellt, denen nach Fleischkonsum das Pedaletreten schwer fiel.

Auch wenn du täglich illegale oder legale Drogen bzw. chemische Arzneien konsumierst, verlierst du Vitamine und auf Dauer deine Abwehrkraft. Ebenso führt häufig wechselnder Geschlechtsverkehr (HWG) zu Immunmangel, weil das Immunsystem stets mit Fremdprotein überlastet wird.

Werden die durch HWG anfallenden Infektionen wiederum mit chemischen Keulen in Form von Antibiotika, Antipilzmittel und Kortison behandelt, wird die Körperabwehr weiter geschwächt. Auch der Analverkehr strapaziert andauernd die Abwehrkraft: Die Haut des Anus ist im Gegensatz zur gepolsterten Vagina dünn und reißt leicht. Das Immunsystem muss also ständig in Sonderschichten arbeiten, um diese Verletzungen zu reparieren. Im Laufe der Jahre werden die Abwehrkräfte immer schwächer. Dazu kommen die den Analverkehr erleichternden Drogen. Der Stuttgarter Molekularbiologe Dr. Stefan Lanka geht davon aus:

Gesundheitsschädigende Nitrite (Poppers) und gängige AIDS-Medikamente zerstören auf Dauer das Immunsystem. Für diese Annahme spricht: Langzeitpositive, also Personen, die 10 bis 20 Jahre „HIV"-positiv testeten, ohne AIDS zu bekommen, verweigern zu fast 100% Medikamente und nehmen alternativ-medizinische Mittel. Studien in Frankfurt, Chicago, Boston & London zeugen von positiven Ergebnissen alternativ-medizinischer Arzneien (Zur Lippe und Hauber et al. 1997).

Epidemiologisch deutet viel auf den Zusammenhang zwischen Poppers und der Entwicklung von AIDS hin. Insbesondere verursachen sie das Kaposi-Sarkom. Poppers oder Nitrite (Amyl- bzw. Isobutylnitrit) schädigen das Immunsystem. Sie reduzieren die Fähigkeit des Blutes, Sauerstoff zu transportieren und verursachen Blutarmut. Benutzt werden sie, weil sie die Blutzufuhr im Penis erhöhen, die Schmerzschwelle heraufsetzen und die glatte Anusmuskulatur entspannen. Ebenso steigern Poppers das Orgasmusgefühl und lösen milde Rauschzustände im Gehirn aus. Sie werden vor allem, aber nicht ausschließlich von Homosexuellen benutzt. Empfehlenswert ist das wissenschaftlich fundierte Buch von Dr. med. Heinrich Kremer *Die stille Revolution der Krebs- und Aids-Medizin*. Kremer warnt eindringlich vor der offiziellen *AIDS-Therapie*, da es sich dabei um *ein Acquired Iatrogen Death Syndrom* (AIDS), also um *ein erworbenes, von Ärzten forciertes Todes-Syndrom* handle.

Ich arbeitete sieben Jahre freiwillig in der von Louise Hay gegründeten AIDS-Hilfegruppe und wollte die von Gustafson im Reagenzglas durchgeführte Studie an den ca. 300 meist jungen Männern verifizieren, die sich jeden Mittwoch am San Vincente Boulevard in West Hollywood trafen. Da jedoch zu wenige Langzeitpositive Auskunft gaben, leitete ich die Fragebögen an Personen mit Immunschwäche und Immunmangelkrankheiten weiter. Die Gesundheitsexpertin Halima Neumann gab rund 30 Fragebögen an Patienten, die ihre Entsäuerungsseminare besuchten.

Neben Spirulina eignen sich Echinacea, Hypericin (Hauptwirkstoff Johanniskraut, konzentriert in *Jarsin300*), Glycyrrhiza (Süßholz), Viola und Gingko biloba, um das Immunsystem wieder aufzubauen. Die Langzeitpositiven meiner Studie lehnen chemische Mittel ebenfalls ab. Sie achten auf gesunde Ernährung und körperliche Aktivitäten. Auch gehen sie einer regelmäßigen Beschäftigung nach.

Spirulina ist ein ideales Lebens- und Heilmittel für AIDS-Patienten. Es baut das Immunsystem systematisch auf und führt dem Körper dringend benötigte Vitalstoffe, 60% zellaufbauendes und -regenerierenrendes Eiweiß von höchster Qualität zu, ohne den Organismus durch lange, mühsame Verdauungsarbeit zu belasten.

Untersuchungen rund um den Globus ergaben: Der regelmäßige Konsum von Spirulina führt dazu, dass „HIV-Positive" „HIV" negativ testen.

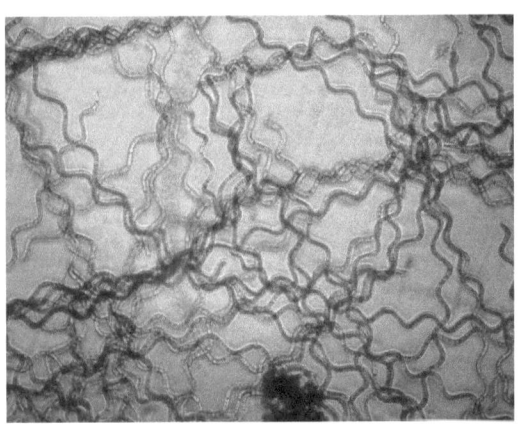

Ich benutze Apostrophen, da ich an der Existenz eines HI-Virus zweifle bzw. daran, dass es Verursacher von AIDS ist. Eine Reihe von Mikrobiologen beteuern, dass es bisher keinem Wissenschaftler gelungen sei, das so genannte *HI-Virus* (**H**uman **I**mmunodeficiency **V**irus) zu isolieren. Die *HIV-Fotos* enthielten keine genetisch analysierte, nur rein optisch virusähnliche Partikel.

Warum wird weiter auf falschen Annahmen die Angst vor Ansteckung geschürt? Sind die Voraussagen der an das Virus glaubenden Seuchengurus nach 30 Jahren eingetroffen? NEIN! GRID, wie die vor allem bei Drogensüchtigen und Homosexuellen auftretende Krankheit *Gay Related Immune Deficiency* genannt wird, hat keinesfalls wie im Mittelalter weite Teile der Bevölkerung ausgerottet, wie vorhergesagt, sofern keine geeigneten Impfstoffe dagegen entwickelt werden. Trotz fehlender Impfstoffe ist die Einwohnerzahl Europas etwa gleich geblieben. Artet die AIDS-Forschung in einen Workshop für Wirrköpfe aus? Jedenfalls ist es kein Wunder, dass sich die *Spezialisten* alle widersprechen: Es gibt keine wissenschaftliche Logik hinter der ganzen AIDS-Legende. Warum?

Die gängigen HIV-Testverfahren sind nach Angaben der Hersteller unzuverlässig. Wenn du an schwerem Gelenkrheuma, MS im Spätstadium, Haut-TBC, Krebs, Lupus, Herpes oder an chronischem Alkoholismus leidest, kannst du positiv testen. Tests sind sowieso meist nur für die Krankheitsindustrie positiv weil lukrativ. Sie schüren deine Angst. Und diese blockiert als größter Stressfaktor noch weiter die Immunfunktion und verbraucht viel Energie.

Wenn das angebliche *Human Immuno Deficiency Virus* ansteckend wäre, müssten Männer und Frauen gleichermaßen betroffen sein. Doch nur in Afrika, dem Kontinent der verbotenen Pestizide, des Vitaminmangels, der Verstümmelung, der Kiffer und Drogenkonsumenten ist die Verbreitung von AIDS nicht geschlechtsspezifisch. Dass sich auch bei uns seit den 1980er Jahren das Verhältnis von männlichen und weiblichen AIDS-Patienten von 90:10 auf 80:20 veränderte, liegt z. T. an den gestiegenen Schönheits-Operationen, an Tattoos, Piercing, unnatürlichen Sexulpraktiken und anderen das Immunsystem schwächenden Aktionen.

Eine Immunschwäche erwirbst du dir weniger durch die Liebe als vielmehr durch den Missbrauch deines Körpers. Also, wenn du ihm zu viele Pharmaka, Alkohol oder Rauschmittel zumutest bzw. dir ständig Sorgen machst oder irgendwelchen blutigen Schönheitsmanipulationen und anderen Mode- bzw. Machodiktaten unterwirfst.

Das größte Problem der an AIDS leidenden Personen ist der Mangel an Appetit und die damit verbundene Gefahr, dem Körper die benötigten Eiweiße zum Aufbau körpereigener Proteine vorzuenthalten. Hier leistet Spirulina beste Dienste. Denn dreimal täglich ¼ Liter Frucht- oder Gemüsesäfte bzw. -brühen mit je 1 Esslöffel Spirulina Pulver genügen, um das Immunsystem zu regenerieren, für seelisch-geistiges Wohlergehen zu sorgen, Angst abzubauen und den Organismus zu harmonisieren.

Vertraue also besser auf deinen inneren Heiler statt auf säuernde Chemiegifte. Trinke lieber reines Wasser und esse wirklich lebende Mittel. Auch ganz wichtig: Sonnenenergie tanken, Bewegung an der frischen Luft, geistige Beschäftigung und Ausruhen! Wenn du nach den Gesetzen der Natur lebst, setzt die Selbstregulation des Organismus ganz von allein wieder ein. Denn unser innerer Heiler strebt nach Homöostase, also danach, sein *inneres Milieu* selbstkorrigierend konstant zu halten.

* In den ersten US-Städten, in denen Leitungswasser fluoridiert wurde, trat AIDS 4 mal mehr auf als in nicht fluoridierten Cities.

* Illegale Drogen, Medikamentenmissbrauch sowie Mangel an Nährstoffen und Vitaminen zerstören das Immunsystem im Lauf der Zeit.

* Medizinaldirektor em. Dr. Kremer nennt *AIDS ein von Ärzten forciertes Todes-Syndrom*.

* Häufig wechselnder Geschlechtsverkehr überfordert das Immunsystem mit dauerndem Input an Fremdprotein.

* *HIV*-Tests sind wegen hoher Falsch-positiv-Raten anzuzweifeln.

* Beim Analverkehr wird die dünne Haut des Enddarms jedes mal verletzt. Das zehrt an der körpereigenen Abwehr. Ebenso negativ wirken wiederholtes Lifting, Faltenaufspritzen, Piercing und Tätowieren.

* Mit regulärem Spirulina-Konsum testen *HIV*- Positive *HIV*- negativ, d. h., sie weisen eine 0 - Quote auf der MWR-Skala auf.

Spirulina heilt Wunden und wirkt antibiotisch

Bereits in den 1960er und 70er Jahren demonstrierten Forscher aus aller Welt:

Spirulina beschleunigt die Wundheilung, fördert den Hautstoffwechsel, vermindert die Narbenbildung und hemmt das Wachstum von Bakterien, Hefen und Pilzen (Clement 1967, Martinez-Nadal 1970, Yoshida 1977, Jorjani und Amirani 1978). Auch produziert Spirulina vermehrt Antikörper (Hayashi 1998) und verhindert die Verdoppelung von verschiedenen Viren mit Hüllen, wie z. B. des Herpes-simplex-1 (Verursacher der Lippenbläschen), des HCV (human cytomegalovirus), der Masern- und Mumps-Viren, des *HIV* (Hayashi et al. 1994 und 1996) und des Influenza-Virus Typ A. Vom letzteren entstehen wegen seiner Instabilität weltweit immer neue Stämme. Das Typ-A-Virus löst die schwerste Form der Influenza aus. Wenn du in einem Jahr mehr als zweimal eine Erkältung und mehr als einmal eine Grippe hast, deutet dies auf eine Immunschwäche hin. Auch wenn du öfters Lippenbläschen hast. In diesem Fall wäre es am besten, wenn du die blaugrüne Lichtnahrung regelmäßig verwendest, da sie nachweislich das Immunsystem stärkt.

Beim ersten Kribbeln und Brennen sofort die Lippen mit einer wässrigen Spirulina-Lösung betupfen

oder mit einer befeuchteten Spirulina-Tablette. Zusätzlich ist es wichtig, lysinreiche Kost, wie Avocados, Bohnen, Buchweizen, Bioeier und Frischkäse zu verzehren und argininhaltige, vor allem Nüsse und Schokolade zu meiden. Wir können auch höhere Dosen der Aminosäure Lysin (Apotheke) einnehmen, um einen Herpesausbruch zu verhindern. Vor ein paar Jahren kreierte ich für mein Cranberry Buch Rezepte mit der Blasenschutzbeere. Seither verwende ich die Frucht als zusätzlichen Immunschutz zu Spirulina und bin so vor Lippenherpes, Zahnfleisch- und Blasenentzündungen gewappnet. Auch rund die Hälfte der Teilnehmer meiner fortlaufenden Studie von derzeit 81 Freiwilligen gab an, mit Spirulina eine verbesserte Immunfunktion zu haben bzw. weniger häufig an Infektionen zu leiden. Vor kurzem bestätigten Nirmal DC Pugh, Dan Edwall und ihre schwedischen und US-amerikanischen Kollegen den Cyanobakterien eine Schutzwirkung gegen Influenza A (H1N1) Virus-Infektion (2015).

* Spirulina hemmt die Verbreitung von Viren, Bakterien, Hefen und Pilzen.

* Die Alge forciert die Wundheilung und reduziert die Narbenbildung.

* Spirulina verbessert die Immunfunktion.

* Der Mikrooganismus hilft bei Herpes.

Spirulina bietet rasch Hilfe bei Anämie

Bist du blass, müde und kurzatmig, kündet das von einer Blutarmut. Menstruierende Mädchen und Frauen sowie Schwangere, ältere Menschen, Bulimiker und andere Unterernährte sowie an blutenden Magengeschwüren leidende Personen sind oft anämisch. Die häufigst auftretende Form der Anämie ist die Eisenmangelanämie. Ich musste früher deshalb rohe Leber essen, da ich aufgrund von Penicillin-Gaben an Blutarmut litt. Auch das Fehlen von Vitamin B_{12}, Folsäure und Vitamin E kann zu Anämie führen. Studien an Mensch und Tier beweisen: Spirulina ist eine ausgezeichnete Nahrungsergänzung, um diesen Mangelzustand innerhalb kurzer Zeit zu beheben. Denn es enthält alle o. g. Nährstoffe und das für die Bildung roter Blutkörperchen wichtige Eisen in hoher biologisch verfügbarer Form. Eine Leserin aus Lübeck mailte mir am 8.7.14: *„Die Blutanalyse war sensationell. Ich hatte noch nie so hohe Eisenwerte. Dank Spirulina!* Die Absorption der Alge ist im Vergleich zu den gängigen Eisenpräparaten um 60% höher (Takemoto 1982). Johnson & Shubert fanden 1986:

Eisenzugaben in Form von Eisensulfat können Vergiftungen und einen damit verbundenen Durchfall hervorrufen.

Carlo Selmi und sein Team von der Universität Davis in Kalifornien und vom Fachbereich Medizin der IRCCS im italienischen Mailand bestätigten 2011 die von Taku Takeuchi 1978 durchgeführte Studie mit 8 jungen anämischen Frauen, deren Hämoglobinspiegel nach vierwöchigen Gaben von 4 g Spirulina nach jeder Mahlzeit im Normbereich waren. Diesmal wurden 40 Freiwillige getestet, 50 Jahre und älter. Im Laufe des 12-wöchigen Studienzeitraums gab es bei den Personen beiderlei Geschlechts einen stetigen Anstieg der durchschnittlichen Hämoglobin-Werte.

Meine Studie mit an Immunmangel leidenden Personen ergab: Die Probanden, die oft Penicillin, Sulfonamide und Kortison einnahmen, hatten erhebliche Immundefizite und litten an Anämie. Die anämischen Teilnehmer gaben an, dass sich nach dem Konsum von Spirulina ihre Blutwerte verbesserten. Sie wiesen einen normalen Hämoglobinspiegel auf. Angesichts dieser Befunde empfehlen verantwortungsvolle Heilexperten die Alge gern als blutbildende und zellregenerierende Zusatznahrung.

* Das in Spirulina organisch gebundene Eisen wird vom Körper besser aufgenommen als das gewöhnlicher Eisenpräparate.

* 4 g Spirulina nach jeder Mahlzeit behebt Anämie in etwa einem Monat.

* Penicillin, Sulfonamide und Kortison führen zu Blutarmut.

Arthritis: Mit der blaugrünen Alge rasch beschwerdefrei

5000 Schmerzpatienten beenden jedes Jahr ihr Leben, weil ihnen nicht geholfen wird. Spirulina wirkt enorm bei Gelenkschmerzen. Meist sind sie verursacht durch süße, fette und weiße Kleisterkost, verbunden mit einem Mangel an Gemüse, reinem Wasser und Bewegung. Viele Forscher bestätigten der Alge einen entzündungshemmenden Effekt. Auch die Teilnehmer meiner fortlaufenden Studie geben an, kaum noch oder gar keine Schmerzen mehr zu haben. Es genügen 3 x 2 Spirulinatabletten pro Tag, um Schmerzen zu lindern. Ihre entzündungshemmenden Substanzen sind primär die Gamma-Linolensäure und das Enzym SOD.

Die Frau eines badischen Imkers hatte so starke Schmerzen im Hüftgelenk, dass sie kaum schlafen und ihrer häuslichen Pflichten nachkommen konnte. Als sie Spirulina zu nehmen begann, ließen die Schmerzen nach, und die familiäre Atmosphäre entspannte sich. Der nachts vom Stöhnen seiner Frau wach gehaltene Ehemann durfte sich wieder auf ihr gemeinsames Frühstück freuen.

Kirlian-Fotografien, die ich vor und nach der Einnahme von Spirulina machen ließ, bestätigen die Wirkung gegen Entzündungen.

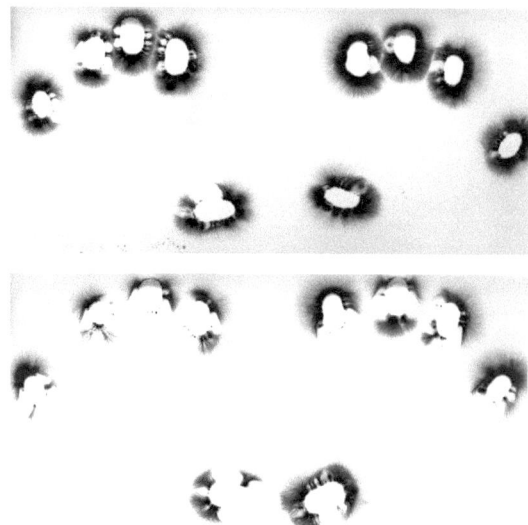

Der nach Peter Mandel arbeitende Heilpraktiker Jürgen Görke rief beim Betrachten der zweiten Aufnahme meiner Finger und Zehen ganz erstaunt: *Aber Frau Dr. Meyer, wie ist denn das möglich, dass in der kurzen Zeit so viele Entzündungspunkte verschwunden sind?* Das 2. Foto war nur wenige Minuten nach dem Einnehmen der Algentabletten angefertigt worden.

Forscher der Universität Tempe in Arizona, USA haben herausgefunden, dass organischer Schwefel dem Knorpel neue Festigkeit verleiht. Der Schwefelanteil in Spirulina könnte daher der Grund sein, weshalb die Konsumenten der Mikroalge ihre Beweglichkeit verbessern und ihre Gelenkschmerzen reduzieren! l.kim@scnm.edu

Die Mikroalge hilft bei Bulimie

Bulimie kann zu Blutarmut, Unterernährung, verschiedenen Krebsarten, Nierenschäden, Leberschäden und Herzstillstand führen. Spirulina ist eine ideale Nahrungsergänzung, um diesen und anderen mit der Ess-Brechsucht verbundenen Störungen Paroli zu bieten. Auch ist es nach einer Brechattacke wichtig, durch das Lutschen einiger

Spirus die Säuren im Mund zu neutralisieren, um den Zahnschmelz zu schonen. Vor allem aber helfen die stimmungsaufhellenden Vitalstoffe der Alge den Gemütszustand und das Selbstwertgefühl der Betroffenen zu verbessern. Besonders sind das der Vitamin-B-Complex, Zink, Kupfer, Calcium, Magnesium und die Aminosäuren Phenylalanin, Tyrosin, Tryptophan und Histidin.

Spirulina schützt vor Strahlen

Unzählige Untersuchungen mit Tschernobyl-Kindern bestätigen Spirulina einen deutlichen Schutzeffekt gegen Gammastrahlen, die bei praktisch allen Kernreaktionen entstehen. Die schützende Wirkung beruht vermutlich auf der Stabilisierung der DNS, den universellen Trägern der Erbinformation. Es ist übrigens egal, ob wir vor oder nach der Bestrahlung Spirulina einnehmen. Fakt ist:

Die Überlebensnahrung reduziert die Strahlendosis der Nahrung, die mit den radioaktiven Substanzen Caesium 137 und Strontium 90 kontaminiert ist.

Seit seiner Geburt litt Sergei K. an Lebensmittelallergien. Der Grund ist eine beruflich bedingte Blei- und Cadmiumbelastung seiner Mutter während der Schwangerschaft. Im Februar 1998, zwei Monate nach der Einnahme von Spirulina, spross das Haar des Kindes zum ersten Mal in seinem Leben. Sieben Monate später zeigte sich vermehrter Haarwuchs und ein deutlich verbessertes Hautbild.

Wir sind überall von ionisierenden Strahlen umgeben, ohne sie riechen oder schmecken zu können. Daher schützen wir uns besser durch die tägliche Algenkost. Damit verhindern wir die Akkumulation absorbierter Strahlenenergie und folglich den Verlust der biologischen Funktion. Wenn du mal einen Interkontinentalflug unternimmst, dich mit Strahlen behandeln lässt oder in der Nähe von Kernkraftwerken wohnst, nimmst du besser Spirulina in größeren Mengen zu dir. Mit 10 g täglich kannst du Leukämie, Grauen Star, Herzgefäßkrankheiten, Diabetes und anderen Leiden vorbeugen.

* Spirulina stabilisiert vermutlich die DNS.

* Täglich 5 g Spirulina halbiert die Radioaktivität des Urins.

* Vor oder nach dem Röntgen und vor Interkontinentalflügen schützt Spirulina vor negativen Wirkungen schädlicher Strahlen.

* Spirulina stabilisiert vermutlich die DNS.

* Täglich 5 g Spirulina halbiert die Radioaktivität des Urins.

* Vor oder nach dem Röntgen und Interkontinentalflügen schützt Spirulina vor negativen Wirkungen schädlicher Strahlen.

* Bei durch Cadmium- und Bleibelastung verursachtem Haarverlust sprießen zwei Monate nach der Einnahme von Spirulina die Haare.

Die *Wunderalge* hilft bei Magenschleimhautentzündung

Eine Magenschleimhautentzündung wird vorwiegend durch Medikamente (z. B. Aspirin), Alkohol oder extremem Stress verursacht. Sie äußert sich gewöhnlich durch Übelkeit und Brechreiz sowie durch Beschwerden im Oberbauch, die meist nach dem Essen stärker auftreten. Spirulina neutralisiert Säuren und reduziert Symptome.

Der segensreiche Mikroorganismus bildet einen schützenden Belag im Magen-Darm-Trakt. Seine Glutaminsäure sorgt für einen Säuren-Basen-Ausgleich und reduziert die Sucht nach Süßem und Alkohol.

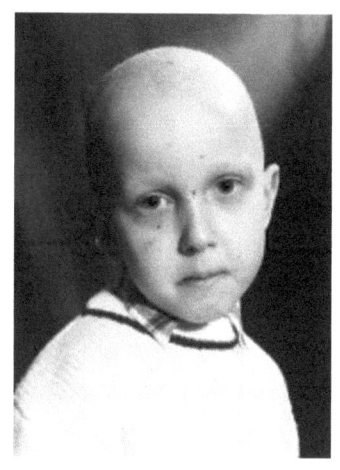 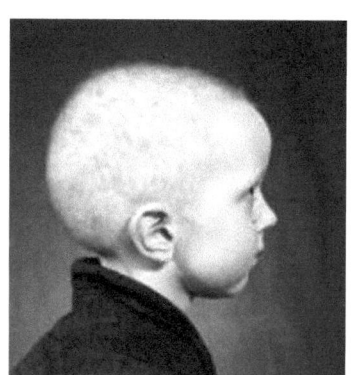 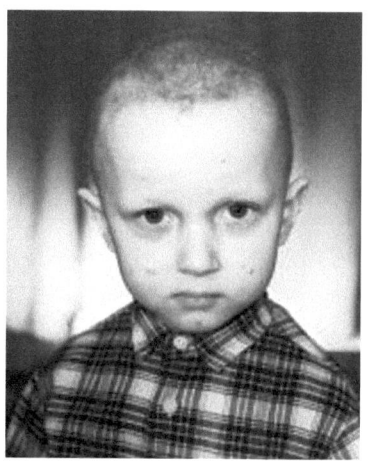

Beide Genussmittel sind Auslöser oder Mit-verursacher der Beschwerden. Spirulinas hoher Vitamin-E-Gehalt reduziert die Magensäure. Letzteres hilft, die Schmerzen zu lindern und die Heilung zu fördern. Auch die essentiellen Fettsäuren wirken sich günstig auf die Heilung aus und beugen neuen Geschwüren des Magen-Darm-Trakts vor. Die Enzyme und B-Complex-Vitamine des blaugrünen Lichtträgers sorgen für eine gute Verdauung und reduzieren Entzündungen. Sein hoher Eisengehalt sowie die Vitamine B_{12} und Folsäure kurieren eine durch Magenblutungen herbeigeführte Blutarmut.

Erfahrungsbericht: Frau Müller aus U. litt von 1989-98 an durch Stress verursachten Magengeschwüren, verbunden mit Blutarmut. Mit 6 Spirulina-Tbl. pro Tag war sie ohne Beschwerden.

* Medikamente und Alkohol greifen die Magenschleimhaut an.

* Spirulina bildet einen schützenden Belag im Magen-Darm-Trakt.

* Der Lichtträger heilt durch Schmerzlinderung und Entzündungshemmung.

Autistische Kinder profitieren vom Grünen Gold

2013 untersuchten Forscher von der Columbia Universität in New York 140 Kinder. Die 37 Autisten zeigten die stärkste Immunreaktion gegen Gluten. (Lau et al.) Es hat sich gezeigt, dass eine gluten- und caseinfreie Ernährung vielen autistischen Kindern hilft. Auch Quecksilber von Impfstoffen und andere Schwermetallvergiftungen werden mit Autismus in Verbindung gebracht. Spirulina eignet sich besonders als Eiweißersatz und zum Ausscheiden von Schadstoffen. Die Alge ist ein Meister der Entgiftung. Deshalb ergänzen informierte Eltern die Kost ihrer autistischen Kinder mit Spirulina. Eine weitere diskutierte Ursache ist die Sucht nach Energie-Drinks. Diese kann die harmonisierend wirkende Alge ebenfalls stillen. Es wäre gut, wenn Eltern nicht alles durchgehen ließen. Die Mutter einer Dreijährigen sagte auf meine Warnung, dass Cola und Eistee in diesem Alter gefährlich seien, da die Blut-Hirnschranke noch nicht geschlossen ist: *Sie will aber doch nichts anderes!* Ja, da bist du baff. Das Kind weiß doch nicht, was schädlich ist!

Spirulina schützt Leber und Nieren

Unsere heutige Kost enthält zu viel Tiereiweiß und schadet daher Leber und Nieren. Diese Organe müssen nämlich die Abfallprodukte verarbeiten. Das im Darm durch bakteriellen Abbau von Eiweiß gebildete Ammoniak gelangt über den Pfortaderkreislauf in die Leber. Dort wird es zu Harnstoff abgebaut und über die Nieren ausgeschieden. Wir vermeiden es daher besser, unsere Entgiftungsorgane mit zu viel tierischem Eiweiß zu belasten. Sonst könnten wir uns eine Selbstvergiftung im Darm zuziehen: Säurebildung und Haarverlust sind nur einige der Konsequenzen. Chemische Arzneien, säuernde Kost und Umweltgifte belasten die Entgiftungsorgane und können zu schweren Schädigungen führen. Die blaugrüne basische Proteinkost puffert den Überschuss an Säuren in der Nahrung ab und entsäuert die überlasteten Organe.

Die ausleitende Wirkung der Alge wurde oft bestätigt: 2008 von Pane und seinem italienischen Forscherkollegen. Sie testeten die Aufnahme von Cadmium und Zink durch Spirulina und fanden folgendes heraus: Die Absorptionsfähigkeit von Cadmium war mit 84-88,7% höher als die von Zink mit 54,5-68%. Dies ist besonders wichtig in der Ernährung von Mensch und Tier. Da die Alge den Organismus von toxischen und radioaktiven Substanzen befreit, kann sie eine Nierenvergiftung verhindern. Vadiraja und Kollegen bewiesen 1998: Das Blaupigment Phycocyan schützt unter anderem die Leber vor Tetrachlorkohlenstoff. Trotz Spirulinas hohem Proteingehalt erhöhte sich die Harnsäure im Blut von unterernährten Patienten, die im Hospital Bichat in Frankreich 80-90 g Spirulina pro Tag erhielten, nicht nennenswert (Santillan 1974). Chinesische Forscher konnten 2007 nachweisen: Selenreiches Spirulina wirkt gegen Leberfibrosen bzw. einsetzende Narbenleber (Huang und Zheng). In meiner fortlaufenden Studie gaben von derzeit 81 Probanden 31 verbesserte Leberwerte an. Das bestätigt den die Leber regenerierenden und die Nieren entgiftenden Effekt der Alge, zumal nicht alle Teilnehmer ihre Leberwerte untersuchen ließen. Die Verbesserungsrate ist vermutlich weit höher.

* Zuviel tierisches Eiweiß führt zu Säurebildung, Haarverlust, Leber- und Nierenschwäche.

* Spirulina puffert überschüssige Säuren und schützt Leber und Nieren.

* Der blaugrüne Lichtträger wirkt nachweislich ausleitend und kann somit eine Vergiftung der Ausscheidungsorgane verhindern.

Die Alge hilft bei Diabetes, Fettsucht und Bluthochdruck

Diabetiker nehmen bekanntlich besser mehr pflanzliches Eiweiß, aber weniger Fett und Kalorien zu sich. Spirulina enthält etwa 60% leicht verdauliches Eiweiß, weniger als 6% Fett und kaum Kalorien. Besonders wertvoll für Personen mit einem aus der Kontrolle geratenen Blutzucker sind die Polysaccharide in Spirulina, die der Körper als Glykogen speichert. Dieses kann sich je nach Bedarf in Glukose (Zucker) um- und wieder zurück verwandeln. Befindet sich zu viel Glukose im Blut, wird der Überschuss in Glykogen umgewandelt und in der Leber und den Muskeln gespeichert. Ist der Blutzuckerspiegel zu niedrig, wird Glykogen wieder in Glukose umgewandelt und ins Blut abgegeben.

Spirulina enthält auch die blutzuckersenkende Aminosäure Leucin und organisch gebundenes, daher gut absorbierbares Chrom. Als Coenzym aktiviert Chrom Insulin. Es entlastet die Bauchspeicheldrüse und gleicht Blutzuckerschwankungen aus. In anorganischer Form (z. B. als Chromtabletten) wird das Spurenelement vom Körper weniger gut aufgenommen. Spirulinas extrem hoher Anteil des Neurotransmitters Glutaminsäure hilft zudem, dass es bei der komplizierten Behandlung von Diabetes nicht zu einem Absinken des Blutzuckers kommt.

Die Alge hemmt die Sucht nach Weißmehl und Zucker. Sie ist daher in doppelter Hinsicht für Diabetiker geeignet: Die überwiegend leeren Kalorien der süßen Kleisterkost senken den Chromspiegel.
Dies führt zu Überlastung der Bauchspeicheldrüse, da sie große Mengen Insulin produzieren muss.

Japanische Forscher stellten fest: Ein wasserlöslicher Teil von Spirulina senkt den Blutzuckerspiegel, während der wasserunlösliche Teil ihn bei Belastung mit Zucker niedrig hält (Takai et al. 1991). Chinesische Forscher fanden heraus, dass Spirulinas Polysaccharide den Blutglukosespiegel reduzieren und die Blutgefäße schützen können (Huang et al. 2005). In den letzten Jahren haben Wissenschaftler aus aller Welt, u. a. China, Indien, Brasilien und Ägypten den blutzuckersenkenden Effekt verschiedener Bestandteile in Spirulina bestätigt. 2013 entdeckten Forscher an der Pharmazeutischen Universität im chinesischen Nanjing das antidiabetische Potential von Spirulinas Phycocyan bei Diabetes-2 (Ou et al.)

E.W. Becker und Kollegen zeigten bereits 1986 die Appetit mindernde Wirkung des *Grünen Goldes*. Die männlichen Teilnehmer der Tübinger Studie erhielten 2,8 g Spirulina 3 x täglich als Nahrungsergänzung über vier Wochen. Sie konnten damit ihr Gewicht im Vergleich zur Kontrollgruppe, die ein Placebo erhielten, deutlich reduzieren. 2010 haben Maria Kalafati und ihre Kollegen im Journal Medicine & Science ihre Spirulina-Studie veröffentlicht. Sie testeten dabei die Ausdauer von Personen. In nur vier Wochen stellten die Forscher eine signifikante Verbesserung der Leistung bei den Männern fest, die eine Dosis von 6 g Spirulina pro Tag erhielten. Dabei steigerte sich die Trainingsleistung vermutlich durch die erhöhte Fettverbrennung und das höhere Niveau des Radikalenfängers Glutathion.

Japanische Forscher bestätigten der Alge die den Blutdruck senkende Wirkung (Iwata et al. 1990). Auch eine neuere Studie von Lu und Kollegen der Universität Tokio zeigt: Spirulina eignet sich zum Vorbeugen und Behandeln von hohem Blutdruck (2010). Ichimura und seine japanischen Forscherkollegen von der Universität Nagasaki bestätigten 2013 dem Blaupigment in Spirulina eine blutdrucksenkende Wirkung. Schade nur, dass diese Befunde von der Schulmedizin ignoriert werden.

Teilnehmer meiner Fragebogen-Studie und etliche Spirulina-Konsumenten bestätigen diesen Effekt. Spirulina-Erfahrungen rund um den Globus findest du im Buch *Spirulina, Überlebensnahrung,* S. 74 ff.

* Spirulinas Polysaccharide, Chrom, Glutaminsäure und die Aminosäure Leucin garantieren einen balancierten Blutzuckerspiegel.

* 1986 wurde die den Appetit mindernde Wirkung der Alge festgestellt.

* 1990, 2010 und 2013 demonstrierten Wissenschaftler den Blutdruck senkenden Effekt des blaugrünen Mikroorganismus.

Spirulina wirkt gegen Azidose und Haarausfall

Überflutest du deine Körpersäfte mit Säuren, büßt du deine Haarpracht und die innere

Harmonie ein. Isst du täglich Spirulina, kannst du diesem und anderen Leiden vorbeugen. Die in Sodawasser mit einem pH-Wert von 8,5-11 kultivierte Mikroalge sorgt für einen ausgeglichenen Säure-Basen-Haushalt.

Symptome des sauren Milieus im Körper:

Schlaflosigkeit, Migräne, häufiges Seufzen, faul riechender Stuhl, mal hart und trocken, mal als Durchfall, Brennen im After, vermindertes Wasserlassen, Empfindlichkeit der Zähne beim Verzehr von sauren Früchten oder Essig, Brennen im Mund bzw. unter der Zunge und Haarausfall. Haarverlust ist meist mit Stress verbunden. In bestimmten Phasen des Lebens, wenn wir unter körperlicher und geistiger Anspannung stehen, gehen uns die Haare mitunter in Büscheln aus. In solchen Situationen hilft die basische Alge, Stresssäuren abzubauen

Erfahrungsbericht: Frau Rita S. klagte im Frühjahr 1999 über Haarausfall. Ohne erkennbaren Grund gingen ihre langen Haare aus und wuchsen nicht mehr nach. Sie hatte nur noch etwa die Hälfte ihres Haarkleids übrig, als sie begann, Spirulina zu nehmen. Nach wenigen Tagen fingen die neuen Haare an zu sprießen. Bereits 2 Monate später zeigten sie eine Länge von zwei bis drei cm.

* Unsere Kost und das Trinkwasser sind heute säureüberschüssig und führen zu saurem Blut und zum Verlust der Haarpracht.

* Spirulina sorgt für ein ausgeglichenes Säure-Basen-Gleichgewicht, baut Stresssäuren ab und lässt die Haare wieder sprießen.

Spirulina senkt den Cholesterinspiegel

Im Blut von an Arteriosklerose leidenden Menschen besteht ein Mangel an der Fett spaltenden Lipase und anderen Enzymen. Darin gründet offenbar der cholesterinsenkende Effekt der enzymreichen Alge. Die-

sen konnten Devi und Venkataraman sowie Kato et al. bereits 1983 und 1984 nachweisen. Zwei Jahre später prüften E. W. Becker und sein Forscherteam Spirulinas Potential, das Gewicht zu reduzieren. Dabei entdeckten die Wissenschaftler der Universität Tübingen zufällig die cholesterinsenkende Wirkung des Cyanobakteriums (siehe S. 51). 1988 testeten Nakaya und Kollegen der Universität in Tokai die Alge an 30 männlichen Freiwilligen. Bei einer Dosis von 4,2 g Spirulina pro Tag konnte der Wert des LDL-Cholesterins in acht Wochen von 243 mg/dl auf durchschnittlich 232,7 mg/dl gesenkt werden. Diese Ergebnisse zeigen: Der regelmäßige Konsum von Spirulina kann das Risiko, an einer Arteriosklerose zu erkranken, reduzieren. Auf diese positive Prognose kamen auch Zbynek Strasky und seine Forscherkollegen von der Pharmazeutischen Fakultät der Universität in Prag (2013).

Lipoproteine mit niedriger Dichte (LDL= low density lipoprotein) gelten als Risikofaktoren. Lipoproteine mit hoher Dichte (HDL = high density lipoprotein) schützen gegen Arterienerkrankungen. Je höher der HDL - Wert zum Gesamtcholesterin, desto besser das Verhältnis.; z. B., Gesamtcholesterin 210 zu HDL 80 = 2,6. Zwar ist der Cholesterinwert leicht erhöht, aber unbedenklich aufgrund der guten Ratio.

* Der Mikroorganismus senkt den Cholesterinspiegel und beugt dem Herzinfarkt vor.

* Spirulina senkt das *schlechte Cholesterin* (LDL) und reduziert somit das Risiko, an Ablagerungen in den Arterien zu erkranken.

Die Alge wirkt gegen Depression

Es ist bekannt: Optimisten leben länger. Dies bestätigten Maruta und Kollegen 2000 in einer 30 Jahre dauernden Studie an der Mayo-Klinik. Oft führt ein Mangel an bestimmten Nährstoffen zu Depressionen. Tabletten gegen Bluthochdruck oder Magensäure (Antazida), Entwässerungspillen, Schmerztabletten, einige Herzmittel, Antibiotika und die Antibabypille können indirekt depressiv machen bzw. dazu führen, dass Nährstoffe, wie Vitamin C, Vitamin B_6 und B_{12}, Folsäure, Magnesium, Calcium oder Zink verbraucht werden. Erwiesen ist auch: Niedergeschlagenheit und neurologische Probleme basieren auf einem Mangel der Aminosäuren Phenylalanin, Tyrosin, Tryptophan oder Histidin. Phenylalanin erhöht die Produktion der Glückshormone und hilft so, Stress und Beklemmungszustände zu lindern. Auch Magenüberfüllung und Bewegungsmangel können den *Blues* zugrunde liegen. Diese Weltuntergangsstimmung kann sich zur Melancholie entwickeln. William Dufty weist in seinem Buch *Zucker Blues* auf den Zusammenhang zwischen dem *Suchtstoff Zucker* und der Anfälligkeiten für Erkrankungen aller Art hin, einschließlich Depression, Konzentrationsschwäche und Geisteskrankheiten.

Die Alge wirkt gegen Depression. Sie erheitert das Gemüt, hemmt die Sucht nach Süßem, und wir brauchen weniger Medikamente,

von denen viele auf Dauer auch wieder depressiv machen.

Spirulinas ausgezeichnetes Aminosäurenprofil, die Säure puffernden alkalischen Mineralien und die konzentrierten B-(Stress) Vitamine heben die Stimmung. Sie führen zu Harmonie und Wohlbefinden. Die Mineralien Calcium und Magnesium aktivieren die Neurotransmitter. Sie sind wichtig für die Übertragung der Nervenimpulse.

58% (47) der Teilnehmer meiner fortlaufenden Studie von 81 Freiwilligen gaben positive Veränderungen ihrer Gemütsverfassung an. Dabei zeigte sich die aufheiternde und harmonisierende Wirkung z. T. schon bei der ersten Einnahme (Meyer 2014).

* Viele Medikamente machen depressiv.

* Völlerei, Süßes und Bewegungsmangel können zur Melancholie führen.

* Doppeleffekt der Alge: hebt die Stimmung und hemmt das Suchtverhalten.

Spirulina schützt die Augen

Die Netzhaut des Auges benötigt Vitamin A in höchster Konzentration. Ein Mangel zeigt sich durch Nachtblindheit, trockene Augen und häufige Entzündungen.

Exzessives Fernsehen und Arbeiten am PC können den Bedarf an Vitamin A um ein Vielfaches erhöhen. Spirulina enthält 20 mal mehr Carotinoide als Karotten. Sie werden in den Darmwänden zu Vitamin A umgewandelt. Diese orange-roten Pigmente schützen die Zellen vor schädigendem Lichteinfluss, wie etwa UV-Strahlen. Auch helfen sie bei Netzhautempfindlichkeit und Nachtblindheit. Spirulina ist somit ein wertvolles Nahrungsmittel für alle Personen mit Augenproblemen.

Ein klinischer Bericht von Dr. med. Yoshito Yamazaki, Dozent am *Tokyo College of Medicine and Dentistry* demonstriert: Spirulina verbessert das Sehvermögen bei Katarakt (Grauer Star), Glaukom (Grüner Star) und retinaler Hämorrhagie (Netzhautblutung). In dieser Studie mit 480 Teilnehmern zeigte sich, dass die Alge in 90% der geriatrischen Katarakte sehr effektiv war (Hills 1980).

Rasiah Pratheepa Kumari und sein indisches Team bestätigten Spirulinas verzögernden Effekt bei Katarakt im Reagenzglas (in vitro) wie auch an Lebewesen (in vivo, 2013). Chinesische Augenärzte um L. Yang untersuchten 2009 Spirulinas Wirkung bei der Gefäßneubildung der Hornhaut. Sie wiesen dabei auf den Nutzen der Alge in der Therapie von Erkrankungen der Hornhaut und Augenentzündungen hin.

In einer indischen Studie erhielten 5000 Vorschulkinder mit Vitamin-A-Mangel 5 Monate lang täglich 1 g Spirulina. Diese Menge genügt, um den täglichen Bedarf an Beta-Carotin (Provitamin A) zu decken bzw. Blindheit vorzubeugen. Die mattweißen Bitot-Flecken im Lidspaltenbereich der Bindehaut verminderten sich von 80% auf 10% (Seshadri 1993).

Eigene Erfahrungen: Seit dem täglichen Verzehr von Spirulina bin ich frei von Bindehautentzündungen, die ich mir früher durch Zugluft (offenes Autofenster) oft zugezogen hatte. Mein Mann, ein Ex-Renn- und Testfahrer, nimmt regelmäßig Spirulina. Als „Striezel" Stuck 2005 auf dem Treppchen von seinem *schwersten 24-Stunden-Rennen aller Zeiten* sprach, raste mein Mann in der Nacht fünf Stunden durch die Grüne Hölle. Peters jüngere Mitfahrer waren bei Dunkelheit weniger schnell gefahren, sodass er mit seinen Spirulina getunten Luchsaugen ihre Nachtrunden zum Teil übernahm. Noch besser wurden meine Augen mit Astaxanthin. 2012/13 testete ich 8 Flaschen des *Königs der Carotinoide*. Meine Augen verbesserten sich links um 1½ und rechts um 4 dpt.

* Arbeit am PC und Fernsehen erhöhen den Bedarf an Vitamin A. Die Alge beugt Bindehautentzündung, Katarakt, grünem Star und Netzhautblutung vor.

* Spirulinas hochkonzentriertes Beta-Carotin (Provitamin A) schützt die Zellen vor schädigendem Lichteinfluss (UV-Strahlen).

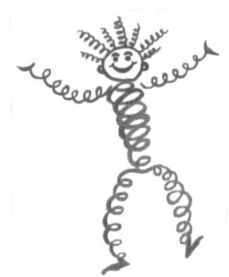

V. WER PROFITIERT VON SPIRULINA?

Blaualgen sollen einst beim Begrünen der Erde die Sauerstoffatmosphäre geschaffen haben. Daher kannst du sie als Muttersubstanz von Flora und Fauna betrachten. Da alle Pflanzen und Tiere einschließlich des Menschen auf diese Mikroorganismen angewiesen waren, kann alles Lebendige heute von Spirulina profitieren. Sollte dir irgend etwas fehlen, kannst du es von dieser einzigartigen Lichtnahrung erhalten. Sie kann aufgrund ihrer blauen, grünen und orangeroten Pigmente wie kein anderes Gewächs die Sonnenenergie speichern.

Das Wasser von Lourdes wird aufgrund seiner ungewöhnlichen Frequenzen als Lichtwasser bezeichnet. Es weist, wie Spirulina, das gesamte Lichtspektrum des Regenbogens auf. Wir sind von der Sonne abhängig. Daher ist es auch kein Wunder, dass Spirulina, *der Sonnenphotonenspeicher par excellence,* uns, unsere Haustiere und unsere Pflanzen rundum zufrieden macht.

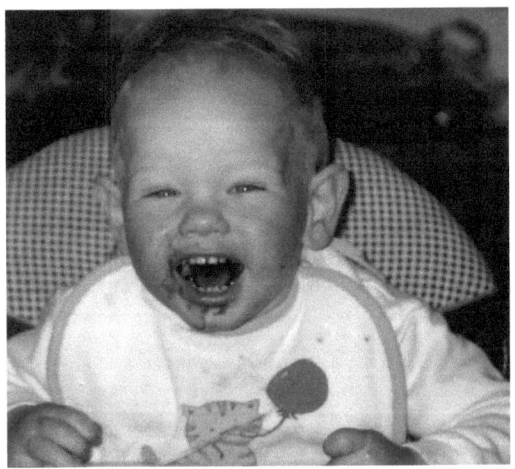

Franco hat schon als Millenium-Baby Spirulina bekommen. Heute ist er ein kreativer, kräftiger und aufgeweckter Junge. Er ist kerngesund und fehlt fast nie in der Schule.

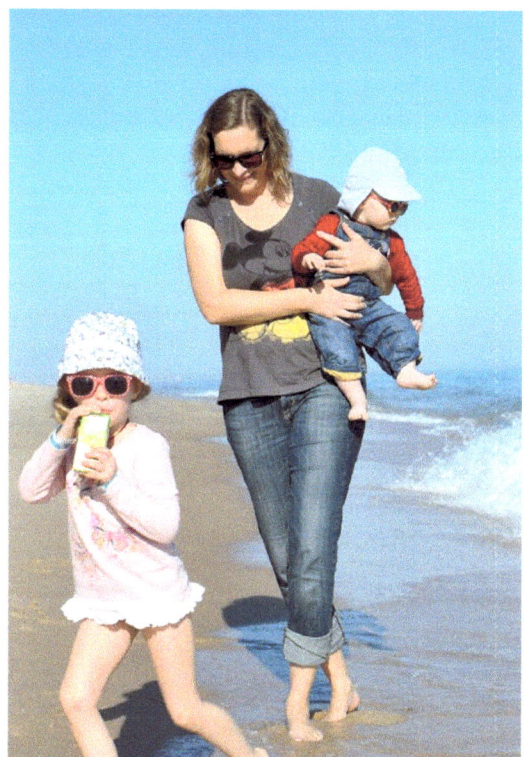

Mütter stellen die Weichen für gesunde Kinder

Mit der Supernahrung Spirulina können Frauen während der Schwangerschaft und Stillzeit Nährstoffmängel vermeiden. Der Vorteil dabei ist, dass Eisen, Calcium und die anderen Vitalstoffe der Alge vom Körper viel besser aufgenommen werden als anorganische Mineralpräparate. Aber aufgrund ihrer ausleitenden Wirkung sollten Frauen bereits ein halbes Jahr vor der Schwangerschaft mit der Einnahme beginnen. Eintretende Entgiftungsprozesse könnten sonst das Ungeborene belasten. Beim Wunsch nach Kindern wäre es ideal, wenn beide Elternteile ein Jahr vor der geplanten Empfängnis ihren Vitalstofftank mit Spirulina auffüllen könnten. Die Mikroalge stimuliert alle Drüsen. Sie kann daher die Geschlechtsdrüsen zu vermehrter Hormon-

ausschüttung anregen sowie die Spermienquantität und -qualität verbessern.

* Spirulina gleicht Nährstoffmängel während der Schwangerschaft und Stillzeit aus.

* Am besten beginnen beide Elternteile ½-1 Jahr vor der Zeugung mit der Einnahme.

Menstruierende Mädchen und Frauen leiden oft unter Eisenmangel

Gebärfähige Frauen und Mädchen leiden durch den monatlichen Blutverlust oft unter Eisen- und Folsäuremangel. Spirulina enthält Eisen, Folsäure sowie Chlorophyll, Vitamin B_{12} und andere blutbildende Stoffe. Diese essentiellen Elemente sorgen dafür, dass es nicht zu Schwäche und Schwindel kommt. Auch mildert der regelmäßige Konsum der Alge Beschwerden vor der Menstruation.

Kinder leisten mehr und quengeln weniger

Der *Zappelphilipp* im Struwwelpeter kann uns vielleicht ein Schmunzeln entlocken. Wenn

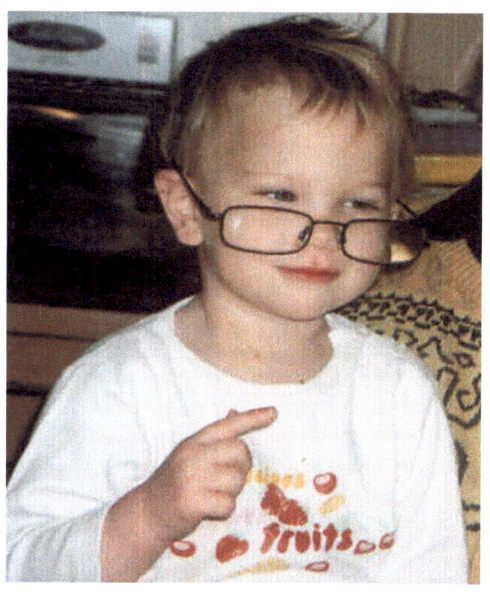

aber so ein unruhiger Geist bei uns im Haus herum hampelt, kann das Leben zur Hölle werden. Rund 5% aller Kinder sollen hyperkinetische Störungen haben, also überaktiv sein. Manche Experten sind der Auffassung es seien mehr als doppelt so viele. Zahllose Veröffentlichungen zum Thema Aufmerkkeitsstörungen und Hyperaktivität zeugen davon. Die Betroffenen (80% Jungen) leiden meist unter Zuckerstoffwechselstörungen und Allergien. Auch kommen Belastungen durch Quecksilber (Amalgam) vor, die sie über die Muttermilch oder durch Umweltgifte erworben haben: z. B. Pestizide im Rasen, auf dem Jungs gern herumtollen.

Ungezählte Untersuchungen zeigen: Spirulina mindert Stress und balanciert Stimmungs- und Blutzuckerschwankungen, fördert den Stoffwechsel, hemmt allergische Reaktionen und leitet Schwermetalle aus. Die Alge bietet Kindern wichtige Nährstoffe für eine gute Gehirn- und Nervenfunktion. Sie entspannt und sorgt für Energie und geistige Belastbarkeit. Daher kann sie als nebenwirkungsfreie Alternative für chemische Arzneien, wie z. B. Ritalin, Verwendung finden.

* Hyperaktive Kinder leiden meist unter Vergiftungen und sprechen daher besonders auf die entgiftend wirkende Alge an.

* B-Vitamine und basische Mineralien wirken beruhigend und ersetzen Ritalin.

Vegetarier und Veganer vertrauen auf Spirulinas hochwertiges Eiweiß

Das erstklassige Eiweißkonzentrat ist besonders beliebt bei Menschen, die tierische Produkte meiden, da es rund 60% hochwertiges Protein enthält. Dieses ist im Gegensatz zum Eiweiß von Tier und Getreide rasch verdaut. Daher belastet es den Organismus kaum mit Verdauungsarbeit.

Spirulina wird aufgrund seiner Vielfalt an Nährstoffen und Antioxidantien geschätzt: besonders wegen des Vitamin-B_{12}-Gehalts. Siehe auch Kapitel *Brauchen wir tierisches Eiweiß?* und *Spirulina enthält aktives Vitamin B_{12}*.

* Spirulina enthält rund 60% hochwertiges, leicht verdauliches Eiweiß und für deinen Organismus verfügbares Vitamin B_{12}.

* Spirulinas Protein ist rasch verdaut.

Erlaubtes Doping: Kraftnahrung für Schwerarbeiter und Athleten

Leistungssportler und körperlich hart arbeitende Menschen benötigen besondere Nährstoffe. Da es der heute üblichen Kost daran mangelt, werden konzentrierte *Superfoods* immer beliebter. Spirulina ist eine solche Kraftergänzungsnahrung. Wer sie vorm athletischen Wettbewerb oder Joggen konsumiert, hat einen sofortigen Energieschub und mehr Ausdauer. Spirulinas Aminosäuren (AS) leisten hier Besonderes. Die AS Isoleucin sorgt für Energie und Ausdauer. Auch hilft sie, das Muskelgewebe zu reparieren. Phenylalanin lindert Schmerzen und hebt die Stimmung. Speziell von der AS Tryptophan können Leistungssportler profitieren: Sie reduziert Stress, gleicht Stimmungsschwankungen aus und sorgt für guten Schlaf. Dieser ist vor einem Wettkampf besonders wichtig. Die AS Valin ist für Athleten und Schwerarbeiter unerlässlich. Sie sorgt für den Muskelmetabolismus, die Reparatur des Gewebes und die Aufrechterhaltung eines ausgewogenen Stickstoffhaushalts im Körper. SOD und die anderen zahllosen Enzyme sowie die Gamma-Linolensäure lindern Blutergüsse und Entzündungen und verhindern Gelenkabnutzung. 2006 testeten HK Lu und seine taiwanischen Forscherkollegen die Wirkung der Alge beim Vorbeugen von Muskelschäden. 16 Studenten nahmen Spirulina drei Wochen lang zu ihrer normalen Kost. Die Resultate am Laufband zeigen: Die Alge beugt Muskelschäden vor und zögert die Ermüdung beim Training hinaus.

Leistungssportler aus aller Welt nutzen bereits den energetisierenden Effekt der Mikroalge. Sie nehmen 10 und mehr Tabletten ½ Stunde vorm Training oder Wettkampf. Spirulina liefert alles, was der Körper für den Stoffwechsel braucht. Es wirkt wie ein Oktanbooster für den Treibstoff im zellulären Motor. Daher vertrauen immer mehr Olympioniken und andere auf Leistung und Ausdauer angewiesene Personen auf das *Grünen Gold*. Einige erzielten phantastische Resultate. Doch nur, wenn sie es nach dem Essen nahmen, sonst verloren sie Gewicht.

Auch mein Mann und ich konnten vor einigen Jahren Spirulinas Ausdauer spendende sowie Muskelkater vorbeugende Wirkung überprüfen. Wir rollten nach dem Abendessen am Zürich See entlang und trafen auf rund 2500 Gleichgesinnte, die sich zu einer *Inliner-Night* versammelt hatten. Spontan entschlossen wir uns, auch mal an einem solchen Event teilzunehmen.

* Konzentrierte Superfoods werden als Kraftnahrung bei Athleten immer beliebter.

* Sportler nutzen den energetisierenden Effekt von Spirulina.

* Die Alge treibt den zellulären Motor an. Ihre Enzyme und Fettsäuren mildern Verletzungen.

* Spirulinas ideales Aminosäurenprofil lindert Schmerzen, hebt die Stimmung, sorgt für Aufbau und Regeneration der Muskelzellen sowie für Energie und Ausdauer.

Ältere Menschen vom Abstellgleis auf die Überholspur

Senioren profitieren besonders von der blaugrünen Alge, da der Stoffwechsel bei fortschreitendem Alter langsamer vonstatten geht. Leichte, vitalstoffreiche Kost ist daher besonders wichtig. Spirulina ist als Pulver bereits in 30 Minuten verdaut. So können die hochwertigen Nährstoffe rasch im Blut gelöst werden und den Zellstoffwechsel in Gang bringen.

Ältere Menschen, die täglich 5-10g Spirulina konsumieren, stärken ihr Immunsystem und beugen Krankheiten vor. Zudem wird die Haut wieder elastischer, die Haare wachsen kräftiger und die Nägel brechen weniger. Altersflecken verschwinden aufgrund der zahlreichen Antioxidantien, wie z. B. Beta-Carotin, Vitamin E, Zink, Selen, Kupfer, Mangan, SOD und andere Enzyme. Mit der neu gewonnenen Energie sind ältere Menschen öfter bereit, sich in der Familie oder ehrenamtlich in der Gemeinde zu engagieren. Meine Mutter bot noch im Alter von 77 Jahren, im Rahmen der AWO, Kindern einen wöchentlichen Handarbeitskurs an und sang noch mit 79 öffentlich bei der Einweihung eines neu renovierten Tempels und im Chor. Im Alter von Anfang 80 nahm sie noch an etlichen Tanz- und Gymnastikgruppen teil und war im Vorstand der AWO aktiv.

Ihre gleichaltrige Freundin, die ihr öfter bei der Handarbeitsbetreuung half, lernte noch

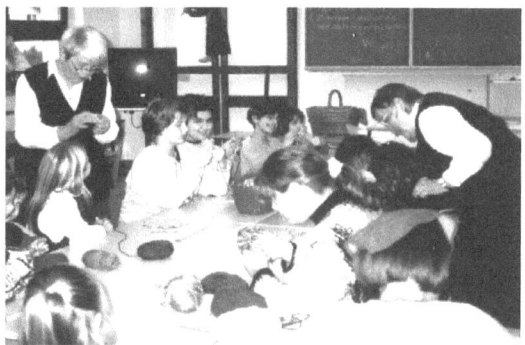

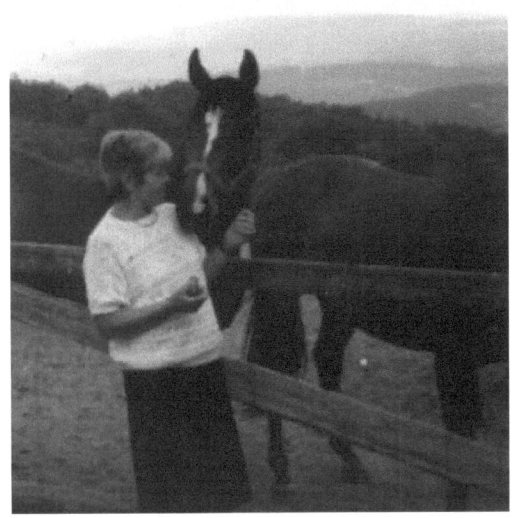

Unsere animalischen Lieblinge können besonders von Spirulina profitieren, wenn infolge von Ernährungssünden arthritische Beschwerden auftreten oder das Fell ausgeht bzw. seinen Glanz verloren hat. Auch wenn wir mal verreisen müssen, ist Spirulina mit seinen beruhigenden Vitalstoffen und Aminosäuren ein geeignetes Mittel, die Aufregung in Grenzen zu halten bzw. den Tieren zu heiterer Gelassenheit zu verhelfen.

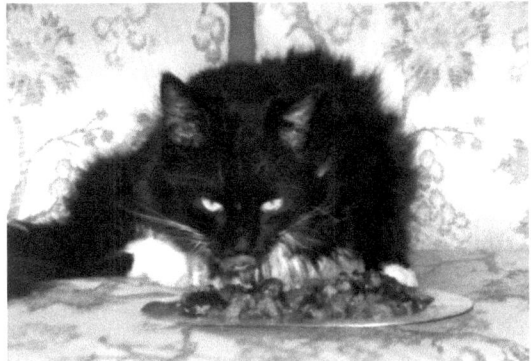

Max mochte Spirulina aufs Nassfutter gestreut. 2008 verließ er als Zweitältester unserer animalischen Ahnenreihe seinen Körper, und als erster ein meinen Armen.

Erfahrungsbericht:

Die Katze des Imkers B. aus Östringen lag nur noch apathisch herum. Wenige Monate zuvor sprang sie auf die Türklinken und bewegte sich frei im Haus. Er hörte von Spirulina und begann, dem Tier 2 x täglich 2 Tabletten zu geben. Bereits nach zwei Wochen hatte das 17-jährige Samtpfotenwesen seine Sprungkraft und damit ein Stück Freiheit zurückgewonnen. Es konnte wieder Türen öffnen und war die alte vitale Katze. Oben siehst du unsere Wildkatzen in Portugal. Ich habe alle sterilisieren und kastrieren lassen, sonst würden sie sich vermehren.

Als wir noch in Kalifornien wohnten, besuchten wir unserer Freunde in der Wet-

mit dem PC umzugehen. Die mittlerweile 91 Jährige sendet mir hin und wieder eine E-mail und hat andere internette Erfahrungen. Auch sie will auf ihr *Grünes Gold* keinesfalls mehr verzichten. Hören wir aber auf, uns zu engagieren bzw. einzubringen, ist die Gefahr groß, an Depressionen zu leiden bzw. zu vereinsamen. Am besten du gibst deinen Großeltern das Buch zum Lesen oder bittest deine Eltern, ihnen zum Geburtstag ein Exemplar oder ein Glas mit den grünen Pillen zu spendieren, damit sie Spirulina schätzen lernen.

Vitale Tiere mit Spirulina als Futtermittelzusatz

Tierzüchter rund um den Globus schätzen die Mikroalge als vitalstoffreichen Futtermittelzusatz. Denn: Sie erhält den tierischen Organismus gesund und verbessert die Qualität von Fell, Haut und Gefieder. Spirulina wird als Multivitamin- und -mineralstoffkonzentrat dem Fischfutter zugesetzt und eignet sich ebenso als ergänzende Kraftnahrung für Tiere, die Hochleistungen erbringen sollen.

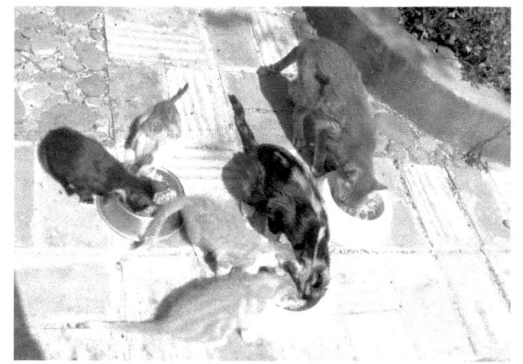

terau. Als wir in der Villa ankamen, saßen alle im Garten. Jacky, der Münsterländer-Mix stupste mich mit seinem Ball an. Ich warf ihn weit in das parkähnliche Gelände hinaus. Jacky knickte beim Gehen ein und hatte offenbar enorme Schmerzen. Ich sagte, der Arme hat wohl eine ausgewachsene Arthritis. Hat er zu viel Süßes bekommen? Mit den Augen rollend sagte sein Frauchen, ja die Omas lassen öfter mal ein Sahnetörtchen untern Tisch fallen. Ich gab Jacky sofort 4 Spirulina-Tabletten, die er mir gierig aus der Hand leckte. 3 Tage lang gab es 3 x täglich 2 g Spirulina. Bereits nach dieser Zeit war die Entzündung zurückgegangen. Jacky konnte besser laufen, und sein Fell glänzte mehr denn je. Nach zwei Wochen war er beschwerdefrei, und die ganze Familie nahm von da an täglich das *Grüne Gold*.

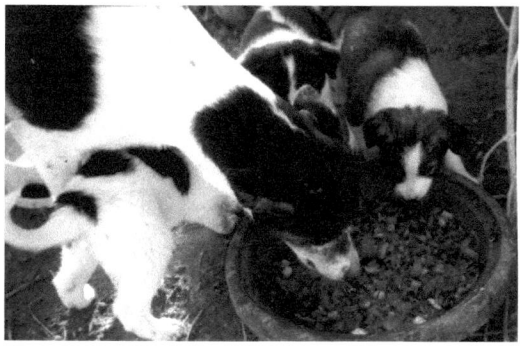

Sandy, der linke Welpe hat mich vor Jahren adoptiert. Das waren damals die bestgefütterten Hunde Marokkos. Täglich gab es zwei mit Spirulina angereicherte Fressen.

Alge macht schlanke Methusalems

Forscher der *University of California* in Davis stellten in einer 12 Wochen dauernden Studie mit 40 Senioren fest: Spirulina eignet sich bestens für Personen über 50 mit schwachem Immunsystem und Anämie.

Spirulinas weitere vielfältige Vorteile, z. B. für die Herzkranzgefäße, das Gehirn, die Augen, seine anti-viralen und anti-carcinogenen Eigenschaften, stützen die Position des US-Magazins *AARP* (Sept. 2005): ***Spirulina ist die #1 Nahrungsergänzung!***

Schon in den 1980ern wurde das *Grüne Gold* als Mittel zum Abnehmen propagiert, da die Studienergebnisse von Prof. E. W. Becker eindeutig bestätigten: Die Alge mindert den Appetit. Ob du nun aber abnehmen oder steinalt werden willst, ***eine radikale Reinigung des Darms ist der erste Schritt zum Ziel (Siehe S. 15).***

Niacin (Vitamin B3) beschleunigt die Fettverbrennung. Hefe, Braun-, Rot- und Grünalgen, Blütenpollen, Grassäfte, Reishüllen, Pilze, Fische, Geflügel und Fleisch enthalten dieses Vitamin. Mit 10-15 g Spirulina decken wir bereits den gesamten Tagesbedarf. Niacin sorgt für gute Durchblutung und gesunde Haut. Dies erklärt, warum Vegetarier mitunter eine weniger rosige Haut haben bzw. ungesund aussehen. Allerdings täuscht der äußere Schein.

Spirulina schützt Raucher

Viele können es nicht lassen, ihre Lungen und Blutgefäße mit blauem, rund 4.000 gefährliche Chemikalien enthaltenen Dunst zu belasten. E-Zigaretten und Nikotin-Kaugummis sind genauso bedenklich. Der US-Langlebigkeitsforscher Mark F. Mc-Carty und sein Team fanden 2015 heraus, dass Spirulina Nikotinabhängigen einen enormen Schutz vor Herz-Kreislauferkrankungen bieten kann (Mo Med. 2015 Jan-Feb;112(1):72-5).

VI. SPIRULINA - REZEPTE FÜR KREATIV-BOLZEN

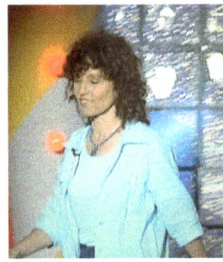

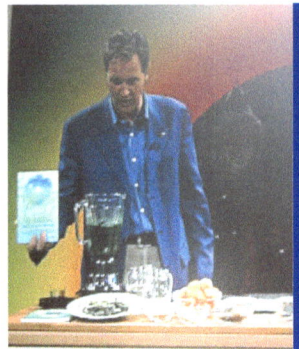

Teelöffel	TL
Esslöffel	EL
Tasse	Ts
Tropfen	Tr
gerieben	ger
gemahlen	gem
Handvoll	Hv
Messerspitze	Msp
Prise	Pr
klein (e/n)	kl
groß (e/n)	gr

Vor einigen Jahren trat ich in der ARD-Wunschbox als Spirulina-Expertin auf und stellte mit dem Showmaster Ingo Dubinski Spirulina - Fruchtschnitten her (siehe Foto rechts). Er präsentierte meinen Bestseller.

Folgend findest du diese und andere Leckereien. Um dich an den Geschmack zu gewöhnen, verwendest du Spirulina anfangs besser nur mit Früchten und Gewürzen, die das Algen-Aroma überdecken, wie Äpfel, Bananen, Pflaumen, Ananas, Ingwer, Gurken, Zwiebeln, Meerrettich und Sellerie.

Die Gesundheitsexpertin Halima Neumann, die sich mit Spirulina, grüner Papaya und Noni-Saft von ihrem Krebsleiden heilen konnte, besuchte mich Mitte 1990 in L.A. Sie bereitete mir diesen **Wohlfühl-Drink**: 1 große Banane, 1 Apfel, 5 Datteln, 1 Esslöffel Spirulina mit einer Tasse Wasser im Mixer verquirlen. Ich war total begeistert und führte ihn als Frühstücksersatz ein. Nach 5 Tagen konnte ich die Spiru-Pillen wie Bonbons lutschen.

Spirulina-Algenmehl wird am besten mit wenig Wasser verrührt, da es sonst Klümpchen bildet. Streust du es über Breis, Suppen oder Gemüsegerichte, bindet es sich gut. Es zieht keine Fäden, wie andere Algen. Hier ein Trick, wie wie du das Mehl leichter in Flüssigkeiten einrühren kannst: mische es mit Mandelmehl, Erdmandel- oder Kokosflocken. Das einfachste Spirulina-Gericht ist ein Fertigapfelmus, in das du 1 bis 2 Tee-löffel Algenpulver mit der Gabel einrührst oder in eine Banane drückst.

Basisches Bohnenmus

400 g weiße Bohnen	mit
3 EL Olivenöl,	
1 EL Algenmehl,	
½ rote Zwiebel	und
2 Knoblauchzehen	im Blender pürieren
3 EL gewürzte Oliven	vierteln und das Mus damit garnieren
gefrorene Bio-Zitrone	darüber raspeln; mit
Pfeffer und Salz	abschmecken

Du kannst das Mus als Dip, Aufstrich, im Eintopf oder verdünnt als Dressing nutzen.

Bohnen-Burger

1gr Zwiebel u. Knoblauch (1 Zehe) in der Pfanne bräunen	
1 kl Dose weiße Bohnen	abtropfen lassen mit
1 TL Flohsamenpulver	(alternativ 1-2EL Haferflocken) binden; mit
Kräutersalz und Pfeffer	gewürzte und
geformte Frikadelle	leicht anbraten
Vollkornbrötchen	halbieren, mit
½TL Spirulina Pulver	vermischt mit
Senf und Bioketchup	bestreichen, mit

Zwiebeln, Tomaten-/Gurkenscheiben und Salatblatt belegen

Couscous-Salat, kernig

200 g Couscous	mit
1 großen Tomate,	fein gewürfelt, je

½ Gurke/Zucchini,	fein gewürfelt
15 dunkle Oliven	in Scheiben schneiden
1 Hv Korianderkraut	waschen, Blättchen vom Stängel zupfen
2 EL Olivenöl	und den Saft
½ Biozitrone	vermengen und 3
1 EL Algenmehl	in
1 Biojoghurt	alternativ ½ Avocado

einrühren. Für einen weniger cremigen Geschmack kannst du das grüne Mehl in 1 EL Olivenöl und etwas Wasser statt in Joghurt oder Avocado einrühren.

Chicorée- Frisesalat

1-2 Chicorée-Pflanzen	warm waschen, in breite Streifen schneiden
1 Scheibe Ananas	schälen, würfeln und zum Chicorée geben
1 TL Algenmehl	mit
2 EL Mandelmus	oder
Sesam-/Walnussöl	anrühren
½ TL Meersalz	und
1 Msp Cayennepulver	unterrühren und über den Chicorée

geben. Du kannst das Dressing auch mit Avocado, Joghurt oder Nussbutter machen.

Erbsenpüree

250 g frische Erbsen	aus der Schale oder
1 kl Dose *extrafein*	zusammen mit dem

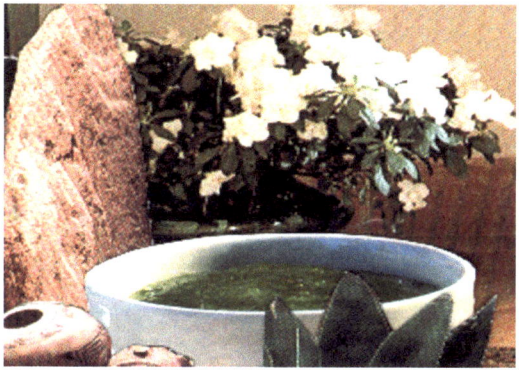

Fruchtfleisch von	
10 Oliven	alternativ
½ Avocado,	
1 TL Spirulina-Pulver,	
1 Knoblauchzehe,	
1 TL rote Pepperoni	sowie
½ TL Kräutersalz	im Mixer pürieren

Das Püree kannst du als Brotaufstrich oder Dip verwenden bzw. als Beilage zu Gemüsegerichten reichen. Mit rohem Grünzeug garniert, passt es auf jedes Büfett.

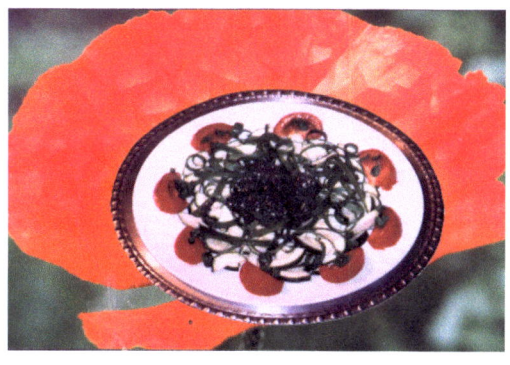

Frühlingszwiebelsalat

2-3 Schalotten	säubern, 2 bis 3 mal durchschneiden, in feine Streifen schneiden, roh oder mit
1 Zuchini	längs vierteln, in dünne Scheiben schneiden, 5 Min. in Butter andünsten, abkühlen lassen;
2 EL Olivenöl	mit
1 TL Spirulina	und Wasser glatt rühren;
Knoblauch	(1 Zehe) zerdrücken
1 Hv Basilikum	und
1 Hv Thymian	fein hacken und mit
1 TL Meersalz	und
1 Tr Stevia	ins Dressing rühren; dieses über das Gemüse verteilen
½ Peperoni	(rot) in winzige Stücke schneiden und über den Salat streuen

Gemüsepfanne mit Reis

1-2 Ts Reis, natur	oder parboiled, mit
2-4 Ts Wasser	zum Kochen bringen und auf kleiner Flamme garen
1-2 große Zwiebeln	zusammen mit
½-1kg rote Paprika, Aubergine, Zucchini	oder Gemüsesorten
Wasser	deiner Wahl mit etwas dünsten; etwas abkühlen lassen
1 EL Algenmehl	mit
4-5 EL Olivenöl	und
Ingwer/Kurkuma	nach Geschmack anrühren; die Creme mit

Meersalz & Cayenne abschmecken und mit dem Gemüse vermengen.

Kichererbsen-"Erdnuss"mus

1 Ts Kichererbsen	über Nacht einweichen; 30 Min. schonend garen und mit.
3 EL Soja-Vollmehl,	
4-5 EL Sesamöl,	
1 TL Spirulina,	
1 Knoblauchzehe	
1 Zwiebel	achteln,
½ TL Meersalz	und
1 Pr Cayenne	pürieren

Beigaben: Quinoa, Hirse oder Vollkornreis
Falls du auf den Erdnussgeschmack der Mischung Sojamehl und Sesamöl keinen Wert legst, kannst du auch mit anderen Mehl- und Ölsorten kreativ werden.

Ingwer-Sesam-Paste

1 TL Spirulina	mit
4 EL Apfelmus	und etwas Wasser,
½ TL Ingwerpulver	oder
ein daumengroßes Stück Ingwer,	gerieben,
40 g Sesam	und

3 EL Süßmolkepulver	verrühren, mit
1 Pr Salz und Zitrone	abschmecken

Wie alle anderen hier aufgeführten Pasten und Cremes, kannst du diese als Brotaufstrich oder Dip verwenden. Sie eignet sich ebenso als Basis für Salatsoßen, Tunken, Suppen und Eintopfgerichte.

Pesto für die Atemwege

1 Hv Spitz- oder Breitwegerich	von abgasfreier Wiese, zusammen mit
½ Ts Hanf- oder	Leindotteröl,
1 TL Ingwer, Fenchel oder Anis	und
½ TL Meersalz	im Mixer verflüssigen;
in ein Schraubglas	füllen; mit
1 EL Spirulina	binden und mit
Biozitronensaft	verfeinern

Süß-saurer Sprossenauflauf

4-5 Eigelb	im Mixer mit
4-6 EL Sesamöl,	
2 EL Sojasauce,	
1 EL Tomatenmark,	
1 Stück Ingwer	daumengroß, vierteln
10 Datteln	und
1 EL Algenmehl	verquirlen
3 EL Kokosmehl	unterrühren
3 Hv Sojasprossen	alternativ Pilze unterheben; mit
Meersalz, Cayenne und Gemüsebrühe	(Pulver) abschmecken;
4 - 5 Eiweiß	steif schlagen und unterziehen In einer ein-

gefetteten Auflaufform bei 90° gut einenhalb Stunden im Backofen backen. Mit Minzblättchen garnieren.

Wildkräutersuppe

300g Wildkräuter waschen, abtropfen lassen
1 Chilischote   rot, in Ringe

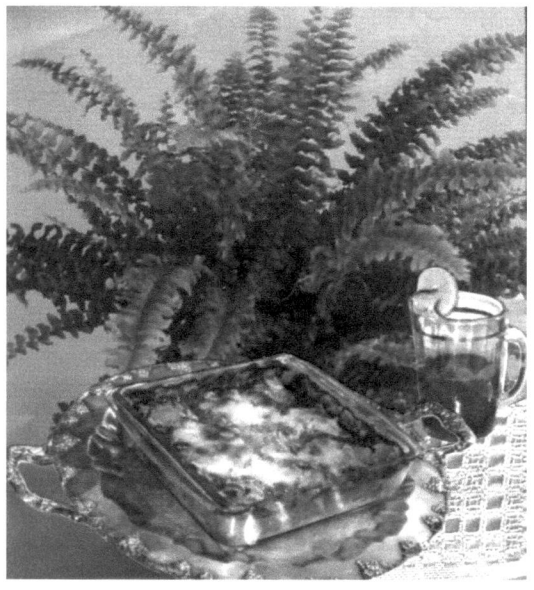

200 g Trocken-Aprikosen   und
150 g Datteln oder Feigen einweichen
150 g Rosinen   waschen,
                                  abtropfen lassen,
1-2 EL Spirulina   mit allen Zutaten
und dem Einweichwasser im Mixer pürieren;
die Masse in eine Schüssel geben.

250 g Kokosmehl   hineinarbeiten

Alternativ Chufas oder Molkepulver. Streiche den Teig auf ein mit Pergamentpapier oder Alufolie ausgelegtes Backblech und bestreue ihn mit Erdmandelflocken. Du kannst ihn je nach Wetter an der Sonne oder im geöffneten Backofen bei 50 Grad Celsius trocknen; Kochlöffel dazwischen klemmen, damit die Backofentür offen bleibt. Schneide nach 6 bis 8 Stunden beliebig große Stücke und bewahre sie trocken und luftdicht auf.

schneiden
1 Zwiebel   würfeln, in 2EL Wasser an-
                         dünsten; Kräuter, Chili &
1TL Kreuzkümmel unterrühren

½ l Gemüsebrühe erhitzen und dazugießen; zugedeckt aufkochen und auf kleiner Flamme 12 Min. köcheln lassen.

2TL Algenmehl   und
1TL Psyllium   zum Binden in
½ Ts Kokossahne oder Süßrahm einrühren;
                         alternativ Bio-Joghurt oder
Olivenöl; mit Meersalz & Cayenne würzen; du kannst auch Spinat/Mangold verwenden.

Rezepte für reformierte Naschkatzen

Ananas-Kiwi-Creme

1 Scheibe Ananas   schälen,
                       in Würfel schneiden,
1-2 reife Kiwis   schälen und mit
2 EL Süßmolkepulver   und
½-1 TL Spirulina   mit einer Gabel
                       zerdrücken. Creme
auf die Ananaswürfel geben

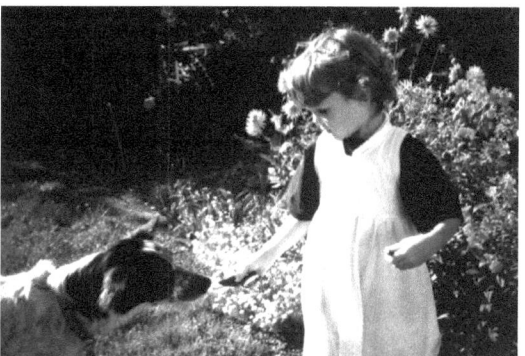

Katja lockt Sandy mit einem leckeren Spiru-Fruchtriegel

Basisches Brot

100g Sonnenblumenkerne und
100g Mandeln   (über Nacht einweichen
                   und abtropfen lassen)
300g Süßkartoffeln waschen, in kochendem
                   Wasser 10 Min. garen
½ Ts Sultaninen
1 Pr Meersalz   zufügen; mit
½ Biozitrone,   Schale abreiben, oder
Vanille und Zimt   abschmecken; alle Zuta-
                   ten pürieren; in Fladen-

form an der Sonne oder im Backofen bei 50 °C und offener Backofentür (Kochlöffel dazwischen) 6-8 Stunden trocknen lassen. Du kannst hier enorm kreativ werden; statt süße kannst du übliche Kartoffeln oder Hokkaido-Kürbis bzw. angekeimtes Getreide nehmen, statt süßes Brot würziges herstellen, z. B. mit Kümmel oder Oliven.

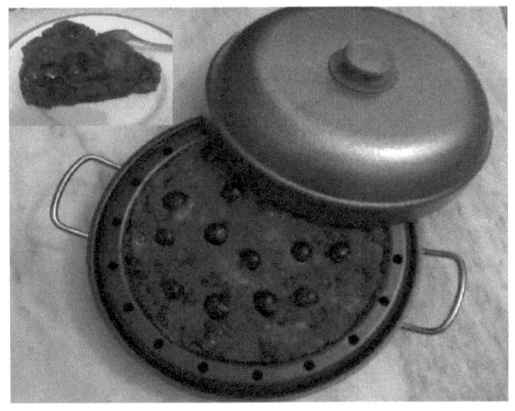

Kirschkuchen mit Erdmandeln

4 Eier	2-3 Minuten mit
1-2 EL Xylit	im Mixer verquirlen

200 g Erdmandeln,
2-3 EL Kokosmehl,
1 EL Algenmehl,
1gestrTL Backpulver,

½ Biozitrone	Schale abreiben und
1 Becher Süßrahm,	alternativ Kokossahne
	in Schüssel vermengen,

Eier zufügen. Soll der Kuchen höher sein als auf dem kleinen Foto, ist *Ei teilen, Eiweiß steif schlagen und unter den Teig heben* angesagt. Ringform einfetten. Da unser Wohnmobil keinen Backofen hat, hab ich mich ans Verwenden des Italo *Barbecue Pops* gewöhnt und backe auch daheim lieber damit. Sonst im Ofen bei 90°C etwa 1½ Stunden.

Mandel-Pflaumenriegel

1 Dose California-Pflaumen

Wasser	und

2 EL Algenmehl	im Mixer pürieren
200 g Mandeln	angekeimt, grob gemalen und
4 EL Goji-Beeren	unters Mus mengen

Masse ½ cm dick auf ein mit Backpapier ausgelegtes Blech streichen; bei 50° und offener Backofentür (Kochlöffel dazwischen klemmen) einige Stunden trocknen lassen. Die Trockzeit hängt vom Feuchtigkeitsgrad ab. Wenn du mit Süßmolkepulver andickst, kannst du die Zeit abkürzen.

Nougatkugeln

5-6 EL Erdmandelflocken,	
1-2 EL Carobpulver,	
2 TL Algenmehl,	
1 EL Kokosmehl oder Süßmolkepulver	mit
3-4 EL Kokos- oder Hanföl glatt rühren, mit	
Stevia oder Xylit	süßen, mit
1 Prise Meer- oder Steinsalz	und
etwas geriebener Biozitrone	verfeinern

Aus der Masse Bällchen formen, in Kokosraspeln wälzen und kalt stellen.

Sesamtaler

200 g Sesamsamen mit
1 EL Algenmehl,
1 EL Honig,
2-3 EL Apfelmus,
1-2 EL Molkepulver &
½-1 TL Flohsamenschalenpulver

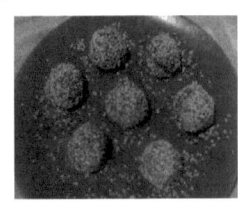

mischen und wahlweise mit einer Prise Meersalz, Ingwerpulver oder Zimt abschmecken. Evtl. mehr Molkepulver zufügen, falls der Teig zu feucht ist. Bällchen formen; auf dem Teller platt drücken. Gleich essen, am besten zusammen mit einem Apfel. Oder in der Sommersonne bzw. im Backofen bei 50°C trocknen, mit einem Holzlöffel die Backofentür einen Spalt offenhalten.

Du kannst den Sesam auch vorher rösten.

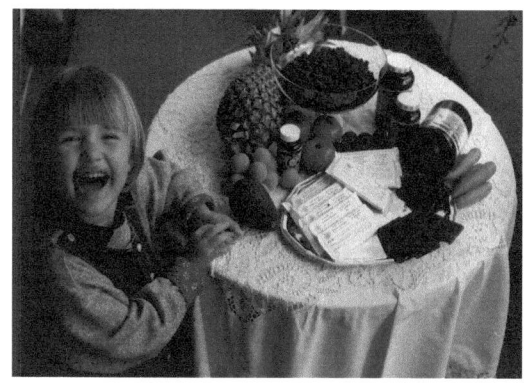

Walnussbällchen

10 Walnüsse	mahlen
½ Ts saure Beeren	oder
saurer ger Apfel	zusammen mit
2 TL Spirulina Pulver	und dem
Walnussmehl	mischen; mit
Stevia oder Xylit	süßen

Bällchen formen, in Walnuss- oder Chufa-Erdmandelmehl wälzen und mit je zwei Walnusshälften verzieren.

Super Drinks für Körper und Geist

Koriander-Gurken-Entgifter

½ Bund Korianderkraut	waschen und zusammen mit
1 TL Spirulina, ¼ TL Salz,	
2 EL Olivenöl, Cayenne	und
½ Biogurke mit Schale	im Mixer verflüssigen

Wildkräuter-Shake für Gehirn & Nerven

1 Bund Wildkräuter, z. B. Ackerminze, Borretsch, Wiesenschaumkraut, Sauerampfer, Weidenröschen, Gänseblümchen, Malve, Löwenzahn und was die Wiese sonst noch hergibt zusammen mit 1 Tasse Wasser oder Möhrensaft, 2 EL nussiges Hanf- oder Leindotteröl, 1 TL Spirulina, 1 EL Zwiebel und ¼

TL Meer- oder Steinsalz im Mixer verflüssigen. Für einen cremigen Geschmack ½ Avocado oder 4 EL 6 Stunden eingeweichte Sonnenblumenkerne zufügen.

Dieses Körbchen ist voll mit wild gewachsenen Kräutern, **fern von Abgasen** gesammelt. Auf Wildpflanzen leben Mikroorganismen. Diese sind gut für deine Verdauung und dein Immunsystem. Dein Darm enthält 100 Billionen solcher lebensrettender Untermieter. Aus diesem Grund und wegen des ebenso auf Wildkräutern befindlichen Blütenstaubs (zum Desensibilisieren bei Allergien) ist das allzu gründliche Waschen, auch im Hinblick auf die Vitamin-B-12-Synthese, ausnahmsweise mal nicht so dringend angesagt.

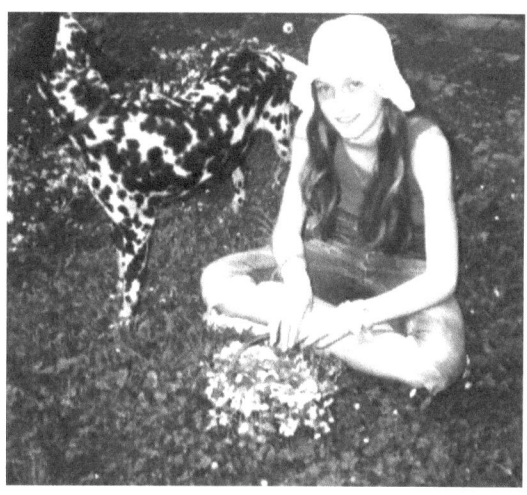

Bananen-Apfel-Shake

2 Bananen	schälen, kleinschneiden
1 süßer Apfel	ungeschält grob würfeln
3 Feigen	oder 5 Datteln, mit
1 EL Spirulina	und 2 Tassen
stillem Wasser	im Mixer verflüssigen

Diese Gehirnnahrung sorgt für regelmäßigen Stuhlgang und psychische Gesundheit. Sie stärkt Knochen und Nerven.

Rezepte für reformierte Zappelphilippe

B-Vitamin-Shake

2 EL Chiasamen mahlen oder 3-4 Std. einweichen; mit
½ l Bio-Reismilch,
2 EL Süßmolkepulver
½ TL Zimt &
1-2 TL Spirulina
im Mixer verflüssigen; 5 Min. quellen lassen

Cremiger Gemüsedrink

½ Salatgurke,
½ rote Paprika   und
1-2 Stangen Sellerie reinigen, in Stücke
                       schneiden und mit
1-2 Tassen Wasser   sowie
½ Avocado   und
1-2 TL Spirulina   im Mixer verflüss., mit
½ TL Meersalz,
1 Pr Cayennepfeffer und
½ TL Ingwer   würzen

Wenn es schnell gehen soll kannst du einen Teelöffel Spirulina und etwas Gemüsepulver oder Kräutersalz mit 2 bis 3 Esslöffeln stillem Wasser in einem Becher verrühren; mit warmem Wasser auffüllen. Dieses alkalisierende Getränk wärmt den Körper und erheitert das Gemüt.

Nuss-Smoothy

1Hv Nüsse/Mandeln gekeimt; mit
1-2 Ts Kokosmilch,
1-2 TL Spirulina,
½ TL Fenchelpulver, alternativ

Zimt/Anis   im Mixer verflüssigen

Drinks für Mumm und Muckis

Avocado-Apfel-Drink

1 kleine Avocado Fruchtfleisch lösen, klein
                  schneiden und mit

1 sauren Apfel,   alternativ
Papaya/Ananas   würfeln, im Mixer mit
1 TL Spirulina   und
1 Ts Apfelsaft   verflüssigen und mit
½ TL Fenchel-
oder Anispulver   abschmecken.

Gurken-Shake

½ Salatgurke   bürsten, würfeln und mit
3 EL Süßrahm,   altern. Kokos-/Sojasahne
2 TL Spirulina   und Wasser im Mixer ververflüssigen. Mit
Meersalz & Senf   würzen; evtl. mit
1 EL Petersilie, fein gehackt &
2-3 Dillspitzen   garnieren

Heidelbeer-Smoothy

100g Heidelbeeren zusammen mit
5 Datteln,   wahlweise 3 Feigen,
1 TL Spirulina   und
1 Tasse Wasser   im Mixer verflüssigen;
1 Pr Meersalz   und die Schale einer
½ Biozitrone,   gerieben, zum verfeinern

Johannisbeer-Sorbet

100 g Johannisbeeren oder a. Beeren mit
2 bis 3 Eiswürfeln,
1 TL Spirulina,
1 Tasse Wasser,
1 Pr Steviapulver   und
1 Pr Salz & Chili
im Mixer verflüssigen.

Für einen cremigeren Geschmack 4 EL Sonnenblumenkerne, 6 Std. eingeweicht.

Für alle Drinks gilt: Behalte am besten jeden Schluck lange im Mund. So können Spirulinas gesundheitsfördernden Wirkstoffe schon über die Mundschleimhaut ins Blut gelangen. Das Anwärmen fördert die Produktion der Magensäure. Es dauert etwa eine Woche, bis du dich an den Algengeschmack gewöhnt hast. Dann kannst du die Tabletten wie Bonbons lutschen.

Neue Studien bzgl. Vitamin-B12-Analoga

Vor allem für Veganer und Vegetarier sind die Nachrichten von Fumino Watanabe und ihrem japanischen Forscherteam über die Pseudo-Vitamin-B12 unerfreulich. J Nutr Sci Vitaminol (Tokyo) 2002 Oct 48(5):325-31. Andere Studien ergeben, dass wir durch die Algen den B12-Serumspiegel anheben können. Da ein Vitamin-B12-Mangel lange Jahre unentdeckt bleiben kann, beugen wir besser vor, indem wir tierische B12-Quellen zusammen mit Spirulina-Gerichten meiden oder nur gelegentlich genießen bzw. Vitamin B12, in Form von Tropfen, am besten als Methylcobalamin einnehmen, da es vom Körper direkt verwertbar ist und nicht erst, wie Cyanocobalamin, umgewandelt werden muss. Die Leber kann ca. 2000-5000 µg Vitamin B12 speichern. Da der Körper nur 3,0 µg pro Tag braucht, dauert eine Entleerung etliche Jahre. Also mach dir keinen Stress. Stay cool! Denn: **Am gefährlichsten für deine Gesundheit ist die Angst vor einer Krankheit.**

Schlussbemerkung und Danksagung

Wenn ich dir deutlich machen konnte, wie wenig wir wirklich brauchen, um gesund zu bleiben bzw. zu werden, bin ich happy. Auch würde ich mich freuen, wenn du mit dem regelmäßigen Konsum von Spirulina deinen Körper und die Umwelt schützen könntest. Wie geht das? Mit dem regelmäßigen Konsum der Alge brauchst du kaum noch Schmerz- oder Schlafmittel bzw. Antibiotika, weil sie harmonisiert und dein Immunsystem stärkt. Also scheidest du weniger Arzneien mit dem Urin aus. Medikamente werden bei der Wasserwiederaufbereitung kaum eliminiert. Der Diplomingenieur Thomas Junker untersuchte in seinem preisgekrönten Miniklärwerk eine radioaktiv markierte antibiotische Substanz. Fast 93% des Medikaments konnte der Forscher wieder nachweisen. Der größte Teil des Antibiotikums würde also in die Flüsse gelangen!

Durch den regelmäßigen Verzehr von Lichtnahrung kommst du in eine höhere Schwingung. Wenn du erst einmal Spirulinas Wirkung am eigenen Leib spürst, bleibt dir der Doktor ganz von selbst von selbigem.

Zwar meinte Ingo Dubinski, der Showmaster auf dem Foto Seite 60, als er am Spirulina-Fruchtgemisch schnupperte: *Das riecht ja wie im Hamsterställchen meines Sohnes.* Aber wenn du das Buch gelesen und Spirulina schätzen gelernt hast, wirst du dich lieber an den Geruch gewöhnen als auf das *Grüne Gold* zu verzichten. Darauf gebe ich dir mein Wort und noch *High-Five!*

Last but not least will ich jenen Personen danken, die mit Rat und Tat an der Entstehung des Buchs beteiligt waren:

Professor Günter Kahl gebührt mein Dank für Infos über sein Fachgebiet Enzyme, der Firma Cyanotech für Infos und Fotos, Dr. Amha Belay von Earthrise für Infos und Fotos, den Firmen Dr. Hittich, Spira Verde Sanatur und Pure Planet für Infos oder Fotos, Jürgen Görke für Kirlian-Fotografien, C.-P. Meyer für Formulierungshilfe. Dank an Halima Neumann für ihre Hilfe bei einigen Rezepten. Herzlichen Dank für die wertvollen Beiträge, die folgende, gemeinsam aufgeführten Personen, geleistet haben:

Barbara Simonsohn, Dr. Renate Kaiser-Alexnat, J. P. Jourdan, Susanne Würtz, Heide Bayer, Ursula und Werner Keim, B. und H. Sommer, Hildegard Assmus, W. & M. Rohde, Renate Janzen, Evelyn und Elisabeth Fleischer, Marianne Müller, Rineke Hofman, Anneliese Umbreit. Danke Ma und alle anderen mit mir in Verbindung stehenden Seelen für die geistige Hilfe.

Literaturverzeichnis

Abdel-Daim, MM et al.: Anti-inflammatory and immunomodulatory effects of Spirulina platensis in comparison to Dunaliella salina in acetic acid-induced rat experimental colitis. Immunopharmacol Immunotixol. 2015 Apr;37 (2):126-39

Banji, D et al.: Investigation on the role of Spirulina platensis in ameliorating behavioural changes, thyroid dysfunction and oxidative stress in offspring of pregnant rats exposed to fluoride. Food Chem. 2013 Sep 1;140 (1-2) 321-31

Becker, EW, Jakover, B, Luft, D, Schmülling, RM: Clinical and biochemical evaluations of the alga Spirulina with regard to its application in the treatment of obesity: a double-blind cross-over study. Nutr. Rep. Int. 33 (1986) 565-74

Bermejo-Bescós P et al.: Neuroprotection by Spirulina platensis protean extract and phycocyanin against iron-induced toxicity in SH-SY5Y neuroblastoma cells.Toxicol In Vitro. 2008 Sep; 22 (6) 1496-502

Cingi, C et al.: The effects of spirulina on allergic rhinitis. Eur Arch Otorhinolaryngol. 2008Oct; 265 (10) 1219-23

Clement, G et al: (inventors; Institute Francais de Petrol, assignee). Wound treating medicaments containing algae. Fr. M. 5279 (Int. Cl. A61k), 11 Sep 1967.

Devi, MA, Venkataraman, LV: Hypocholestetemic effect of bluegreen algae Spirulina platensis in albino rats. Nutr Rep Int 28 (1983) 519-

Elmadfa, I et al.: Die große GU Nährwert-Kalorien-Tabelle 2014/2015, München 2013

Emoto, Masaru: Die Antwort des Wassers. 2002

Fukino, H, Takagi, Y, Yamane, Y: Effect of Spirulina (S. platensis) on the renal toxicity induced by inorganic mercury and cisplatin. Eisei Kagaku, 36 (1990) 5

Gupta, S et al.: Spirulina protects against rosiglitazone induced osteoporosis in insulin resistance rats. Diabetes Res Clin Pract.2010 Jan;87(1) 38-43

Hayashi, O et al.: Enhancement of antibody production in mice by dietary Spirulina platensis. J. Nutr.Sci. Vitaminol (Tokyo) 40-5 (1994) 431-41

Hayashi, T et al.: Calcium spirulan, an inhibitor of enveloped virus replication, from a blue-green alga Spirulina platensis. J.Nat.Prod. 59-1 (1996) 83-7

Hayashi, T: Studies on evaluation of natural products for antiviral effects and their applications Yakugaku Zasshi. 2008 Jan;128(1) 61-79

Hoffmann, Peter (Hrsg.): Positivlisten Lebensmittel , Frankfurt 1995

Huang ZX et al.: Protective effects of polysaccharide of Spirulina platensis and Sargassum thunbeergii on vascular of alloxan induced diabetic rats.Zhongguo Zhong Yao Za Zhi. 2005 Feb;30 (3) 211-5

Huang, Z, Zheng, W: Antagonistic effects of Se-rich Spirulina platensis on rat liver fibrosis.Wei Sheng Yan Jiu. 2007 Jan; 36 (1) 34-6 17424844

Ichimura M et al.: Phycocyanin prevents hypertension and low serum adiponectin level in a rat model of metabolic syndrome. Nutr Res. 2013 May;33(5) 397-405

Iwata K et al.: Effects of Spirulina platensis on plasma lipoprotein lipase activity in fructose-induced hyperlipidemic rats. J Nutr Sci Vitaminol. 1990 Apr;36 (2) 165-71

Johnson, P, Shubert, E: Availability of iron to rats from spirulina, a blue-green alga. Nutrition Research, 1986 (6) 85-94

Jorjani, G, Amirani, P: Antibacterial activities of spirulina platensis. Maj. limy Puz. Danisk. Jundi Shap, 1 (1978) 14-18

Kato, T and Takemoto, K: Effects of Spirulina on hypercholesterolemia and fatty liver in rats. Saitama Med. College, Japan. Japan Nutr Foods Assoc. Jour. 1984, 37:321

Kawanishi, Y et al: Regulatory effects of Spirulina complex polysaccharides on growth of murine mRSV-M glioma cells through Toll-like receptor re4.Microbiol Immunol 2013 Jan;57 (1) 63-73

Kim, HM et al.: Inhibitory effect of mast cell mediated immediate-type allergic reactions in rats by Spirulina. Biochem.Pharmacol. Apr. 1; 55 -7 (1998) 1071-6

Koníčková R et al.: Anti-cancer effects of blue-green alga Spirulina platensis, a natural source of bilirubin-like tetrapyrrolic compounds. Ann Hepatol 2014 Mar-Apr;13 (2) 273-83

Kugler, H. et al.: Life Extenders and Memory Boosters. Health Quest Publication, Reno 1994

Kumari, RP et al.: C-phycocyanin modulates selenite-induced cataractogenesis in rats. Biol Trace Elem Res. 2013 Jan;151 (1) 59-67

Lai, H, Sing, NP: Acute low-intensity microwave

exposure increases DNA single-strand breaks in rat brain cells. Bioelectromagnetics. 1995;16(3):207-10

Lau, NM et al.: Markers of Celiac Disease and Gluten Sensitivity in Children with Autism. PloS One. 2013 Jun 18;8(6):e66155. Print 2013.

Lobner M et al.: Enhancement of human adaptive immune responses by administration of a high-molecular-weight polysaccharide extract from the cyanobacterium Arthrospira platensis.

Lopez-Garcia, E et al.: Habitual yogurt consumption and health-related quality of life: a prosprospective cohort study. J Acad Nutr Diet. 2015 Jan;115(1):31-9

Lu, HK et al.: Preventive effects of Spirulina platensis on skeletal muscle damage under exercise-induced oxidative stress. Eur J Appl Physiol. 2006 Sep; 98 (2) 220-6. Epub 2006 Aug 30.

Majdoub, H: Anticoagulant activity of a sulfated polysaccharide from the green alga Arthrospira platensis. Biochem Biophys Acta 2009 Oct; 1790(10):1377-81

Mao, T K et al.: Effects of a Spirulina-based dietary supplement on cytokine production from allergic rhinitis patients. J Med Food. 2005 Spring;8 (1) 27-30

Marin-Prida J et al: Phycocyanobilin promotes PC12 cell survival and modulates immune and inflammatory genes and oxidative stress markers in acute cerebral hypoperfusion in rats. Toxicol Appl Pharmacol 2013 June 2.

Martinez-Nadal, NG:Antimicrobal activity of spirulina. Paper presented at X International of Microbiology, Mexico City, Aug. 1970

Maruta et al.: Optimists vs. pessimists: survival rate among medical patients over a 30 year period. Mayo Clinic Proc. 75 (2000) 140-3

Mathew, B: Sankaranarayanan, R. et al. Evaluation of chemoprevention of oral cancer with Spirulina fusiform. Nutr Cancer 24 -2 (1995) 197-202

Meyer, Marianne E: Spirulina, das blaugrüne Wunder. Aitrang 7. Auflage 2006
So verbindet Wasser unsere Welten, Norderstedt 2014

Mishima, T et al: Inhibition of tumor invasion and metastasis by calcium spirulan (Ca-SP), a novel sulfated polysaccharide derived from a blue-green alga, Spirulina platensis. Clin Exp Metastasis. 1998, Aug; 16(6):541-50

Nakaya, N, Honma, Y., Goto, Y.: Cholesterol lowering effect of Spirulina Nutr. Rep. Int. 37 (1988) 1329-37.

Neumann, Halima: Grüne Lebenselixiere. Starnberg 1999

Ou, Y et al.: Antidiabetic potential of phycocyanin: effects on KKAy mice. Pharm Biol. 2013 May;51 (5) 539-44

Pane, L et al.: Effect of extracts from Spirulina platensis bioaccumulating cadmium and zinc on L929 cells. Ecotox Envir Saf.2008May;70 (1) 121-6. Epub 2007 Jul 26

Passwater, Richard: The New Supernutrition, Pocket Books, New York 1991

Peschanel, Mathias: Isolierung und Charakterisierung pharmakologisch relevanter Verbindungen aus der Alge Spirulina platensis", Universität Kiel, 1996 (ISBN-3-9804010-5-7)

Popp, Fritz-Albert: Biophotonen-Analyse der Lebensmittelqualität. In: Meier-Ploeger, A., Vogtmann. H.(Hrsg.): Lebensmittelqualität (1988) Die Botschaft der Nahrung. Fischer alternativ, Frankfurt 1993

Pugh, ND, Edwall, D et al: Oral administration of a Spirulina extract enriched for Braun-type lipoproteins protects mice against influenza A (H1N1) virus infection. Phytomedicine 2015 Feb 15;22(2): 271-6

Qureshi, M A et al.: Immunomodulary effect of spirulina supplementation in chickens. North Carolina State. Pub. in Proc. of 44th Western Poultry Disease Conference, 1995, 117-20.

Roy, KR et al.: Alteration of mitochondrial membrane popotential by Spirulina platensis C-phycocyanin induces apoptosis in the doxorubicinresistant human hepatocellular-carcinlichtenergieoma cell line HepG2 Biotechnol Appl Biochem. 2007 Jul;47 (Pt 3) 159-67

Saini MK, Sanyal SN: Piroxicam and c-phycocyanin prevent colon carcinogenesis by inhibition of membrane fluidity and canonical Wnt/β-catenin signaling while up-regulating. Biomed Pharmacother. 2014 Mar 19

Saini MK, Sanyal SN: Cell cycle regulation and ap-...optotic cell death in experimental colon carcinoge-...nesis: intervening with cyclooxygenase-2 inhibitors. Nutr Cancer 2015 May-Jun;67(4):620-36

Santillan, C: Cultivation of Spirulina for human consumption and for animal feed. International Congress of Food, Science and Technology.

Santillan, C: Cultivation of Spirulina for human consumption and for animal feed. International Congress of Food, Science and Technology. Madrid, September 1974

Seshadri C V: Large scale nutritional supplementation with Spirulin alga. All India Coordinates Project on Spirulina. Shri Amm Murugappa Chettiar Research Center (MCRC), Madras, India 1993

Selmi, C et al.: The effects of Spirulina on anemia and immune function in senior citizens. Cell Mol Immunol. 2011 Jan 31. Epub ahead of print

Simonsohn, Barbara: Die Heilkraft der AFA-Alge. Goldmann Verlag, München 2000

Takai, Y, Hosoyamada, Y, Kato, T: Effect of water-soluble and water in soluble fractions of Spirulina over serum lipids and glucose resistance of rats. J. Jap. Soc. Nutr Food Sci. 44 (1991) 273-77

Takemoto, K: Iron transfer from spirulina to blood in rats. Saitama Med. Col., Japan, 1982, 62

Takeuchi, T: Clinical experiences of administration of spirulina to patients with hypochr. Anemia Tokyo Medical and Dental Univ., Japan, 1978

Tominaga, A et al.: Autonomous cure of damaged human intestinal epithelial cells by TLR2 and TLR4-dependent production of IL-22 in response to Spirulina polysaccharides. Int Immunophamacol. 2013 Dec;17(4):1009-19.

Yang, HN et al.: Spirulina platensis inhibits anaphylactic reaction. Life Sci 1997;61(13):1237-44

Yang, Y et al: Effects of Long-Term Supplementation of Blue-Green Algae on Lipid Metabolism in C57BL/6J mice. J Nutrit Health Food Sci. 2014; 1(1):6

Yang, L et al. Inhibitory effects of polysaccharide extract from Spirulina platensis on corneal neovascularization. Mol Vis. 2009 Sep 24;15:1951-61

Yogianti, F et al.: Inhibitory Effects of Dietary Spirulina platensis on UVB-Induced Skin Inflammatory Responses and Carcinogenesis. J Invest Dermatol. 2014 Apr 14. doi: 10.1038/jid.2014.188

Strasky, Z et al: Spirulina platensis and phycocyanobilin activate atheroprotective heme oxygenase-1: a possible implication for atherogenesis. Food Funct. 2013 Nov;4(11):1586-94

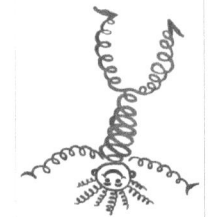

Lieber Leser,

falls deine Aufmerksamkeitsspanne bei dieser Lesekost leidet, hätte ich da noch ein spannendes Buch für dich auf Lager. In dieser Romanform kommen Gesundheitstipps allenfalls von *medizinischen Wundern* auf zwei Beinen, die wir in Marokko getroffen haben. Es gibt nämlich neben Spirulina noch andere Arten, sich von Blut- oder Lungenkrebs zu befreien. Auch ist das Überwintern in einem Land, in dem es weder fette Würste noch billiges Bier gibt, wie ein dreimonatiges Fasten. Da merkst du kaum wie du, von hinten durch die Brust ins Auge, gesund schrumpfst. Mein Gemahl fällt immer mehr vom Fleisch als ich, da meine Lebensweise in Europa kaum anders ist.

Leckere Rezepte findest du im hinteren Teil, weniger mit Spirulina dafür eher *exotisch-hot*. Wenn du auf meiner Seite www.marianne-e-meyer.com aufs Buch klickst, kannst du bei Amazon mal reinschauen. Du bekommst aber kosmische Pluspunkte, wenn du es bei deinem Buchhändler bestellst. Sonst könnte es sein, dass es ihn bald nicht mehr gibt.

ISBN 978-3734788857   104 Seiten €7,99

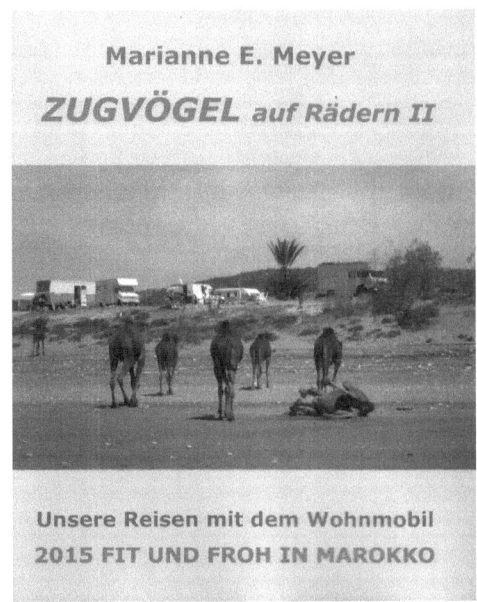

ANALYSE *SPIRULINA PLATENSIS*

Allgemeine Werte/Durchschnitt	%
Protein	60,8%
Kohlenhydrate	16,7%
Fette (Lipide)	5,3%
Mineralien(Asche)	8,3%
Faserstoffe	6,5%
Feuchtigkeit	5%

Essentielle Aminosäuren	g/kg
Isoleucin	33,8
Leucin	50,1
Lysin	27,5
Methionin	13,7
Phenylalanin	27
Threonin	30
Tryptophan	8,8
Valin	38,7

Nichtessentielle Aminosäuren	
Alanin	46,7
Arginin	45
Aspartinsäure	66,9
Cystin	58
Glutaminsäure	87,7
Glycin	31,9
Histidin	12,5
Prolin	25,9
Serin	29
Thyrosin	26,9

Essentielle Fettsäuren	mg/kg
Linolsäure	10450
Gamma-Linolensäure	10633

Pigmente und Enzyme	mg/kg
Carotinoide (orange)	4145
Phycocyan (blau)	132500
Chlorophyll (grün)	10200
Superoxiddismutase (SOD)	278
Glutathionperoxidase	3,32/g

Nukleinsäure	mg/kg
Ribonukleinsäure (RNS)	2,8
Desoxiribonukleinsäure (DNS)	0,8

Mineralstoffe	mg/kg
Calcium (Ca)	4700
Magnesium (Mg)	4383
Kalium (K)	10243
Eisen (Fe)	807
Phosphor (P)	8400
Natrium (Na)	6540
Zink (Zn)	33
Kupfer (Cu)	12
Mangan (Mn)	40
Chrom (Cr)	25
Selen (Se)	1,3
Germanium (Ge)	6
Lithium (Li)	0,35
Molybdän (Mo)	1,50

Vitamine	
Beta-Carotin (Provit. A)	1900
Vitamin E	15
Vitamin B_1 (Thiamin)	40
Vitamin B_2 (Riboflavin)	38
Vitamin B_3 (Niacin)	155
Vitamin B_5 (Pantothensäure)	8,3
Vitamin B_6 (Pyroxin)	6
Vitamin B_{12} (Cobalamin)	0,4
Folsäure	0,4
Biotin	0,43
Inositol	556,7

Schwermetalle	
Arsen (As)	< 0,10
Blei (Pb)	< 0,29
Cadmium (Cd)	< 0.18
Quecksilber (Hg)	< 0,01

Herbizide/Pestizide
Nicht nachweisbar

Mikrobiologie	
Gesamtkeimzahl	< 1000KbE/g
Pilze	< 100 KbE/g
Hefen	< 100 kbE/g
Salmonellen	nicht nachweisbar (nn)
Staphylococcus	nn
Escherichia coli	nn

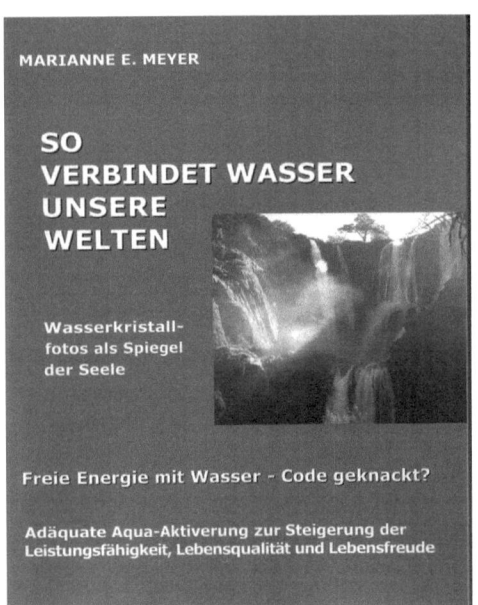

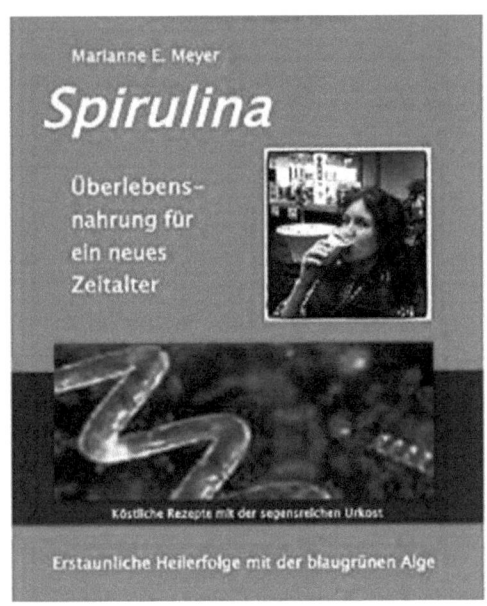

Das fesselnde Buch besticht durch seine klare Aussage über das Mysterium der Wandelbarkeit und Speicherfähigkeit des Wassers. Auch Inge Schneider, Chefin des Jupiter Verlags, fand in ihrer Buchbesprechung im NET-Journal die Erkenntnis der Autorin, dass das Wasser „Schnittstelle zwischen physischer und metaphysischer Realität" ist, als besonders ansprechend.

Der Leser findet verstörende Fakten über die Qualität handelsüblicher Wässer. Wer glaubt, sein Leitungswasser sei sauber, wird zum Nachdenken angeregt. M. Meyer rät zu adäquater Wasseraktivierung. Denn wer belebtes, sauerstoffreiches und basisches Nass aus der Leitung erst mal schmecken darf, will kein Sprudelwasser mehr aus Plastikflaschen trinken. Reines Wasser ist nach Ansicht der Autorin für alle Gesundheitsprobleme, vor allem wenn sie das Gehirn betreffen, die optimale Lösung. Letztlich stellt Dr. Meyer Freie-Energie-Forscher und deren Technologien vor und ruft auf, im Buch angegebene Petitionen zu unterzeichnen, damit Raumenergiestrom in alle Haushalte kommen kann.

ISBN 978-3735785145   104 S.   € 9,90

Dr. Meyer konnte durch ihren rund 80.000 mal verkauften Bestseller *Das blaugrüne Wunder* und einen Auftritt in der ARD Spirulina im deutschsprachigen Raum bekannt machen. Seither ergänzen immer mehr Menschen ihre Nahrung mit der segensreichen Proteinkost. Und immer mehr Zahnärzte verwenden sie zum Ausleiten von Amalgam und anderen Giften. Sensationelle Studien und Erfahrungsberichte rund um den Globus beweisen: Wir können mit Spirulina unser Immunsystem stärken sowie Schmerzen, Depression, Diabetes, MS, Grauer Star, Allergie, Anämie, Arthritis, Leberfibrose, Parkinson, ja sogar AIDS, Krebs und radioaktiven Strahlen Paroli bieten. Wir brauchen die Nervennahrung heute mehr denn je. Denn sie stärkt das Herz, macht fit und schlank, sorgt für gesunde Augen, Haut und Haare, entsäuert und regeneriert alle Organe. Von Spirulina profitieren besonders Kranke, Rekonvaleszenten, Schwerarbeiter, Athleten, gestresste Mütter, hyperaktive Kinder, ältere Menschen und vielbeschäftigte Manager. Im illustrierten Buch mit köstlichen neuen Rezepten können Querleser durch stichpunktartige Kapitel-Zusammenfassung in 30 Minuten ein kompaktes Wissen über die natürliche Nahrungsergänzung Nr. 1 erwerben.

ISBN 978-3735724281   104 S.   € 9,00